Ein starkes Team in der Pflege

Matthias Prehm

Ein starkes Team in der Pflege

Zusammenhalt als Schlüssel zum Erfolg

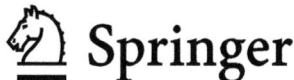

Matthias Prehm
Großenbrode, Deutschland

ISBN 978-3-662-71899-5   ISBN 978-3-662-71900-8 (eBook)
https://doi.org/10.1007/978-3-662-71900-8

Die Deutsche Nationalbibliothek verzeichnet diese Publikation in der Deutschen Nationalbibliografie; detaillierte bibliografische Daten sind im Internet über https://portal.dnb.de abrufbar.

© Der/die Herausgeber bzw. der/die Autor(en), exklusiv lizenziert an Springer-Verlag GmbH, DE, ein Teil von Springer Nature 2025

Das Werk einschließlich aller seiner Teile ist urheberrechtlich geschützt. Jede Verwertung, die nicht ausdrücklich vom Urheberrechtsgesetz zugelassen ist, bedarf der vorherigen Zustimmung des Verlags. Das gilt insbesondere für Vervielfältigungen, Bearbeitungen, Übersetzungen, Mikroverfilmungen und die Einspeicherung und Verarbeitung in elektronischen Systemen.
Die Wiedergabe von allgemein beschreibenden Bezeichnungen, Marken, Unternehmensnamen etc. in diesem Werk bedeutet nicht, dass diese frei durch jede Person benutzt werden dürfen. Die Berechtigung zur Benutzung unterliegt, auch ohne gesonderten Hinweis hierzu, den Regeln des Markenrechts. Die Rechte des/der jeweiligen Zeicheninhaber*in sind zu beachten.
Der Verlag, die Autor*innen und die Herausgeber*innen gehen davon aus, dass die Angaben und Informationen in diesem Werk zum Zeitpunkt der Veröffentlichung vollständig und korrekt sind. Weder der Verlag noch die Autor*innen oder die Herausgeber*innen übernehmen, ausdrücklich oder implizit, Gewähr für den Inhalt des Werkes, etwaige Fehler oder Äußerungen. Der Verlag bleibt im Hinblick auf geografische Zuordnungen und Gebietsbezeichnungen in veröffentlichten Karten und Institutionsadressen neutral.

Umschlagabbildung: © SeizaVisuals/iStock
Illustrationen: Kritzelfee

Planung/Lektorat: Sarah Busch
Springer ist ein Imprint der eingetragenen Gesellschaft Springer-Verlag GmbH, DE und ist ein Teil von Springer Nature.
Die Anschrift der Gesellschaft ist: Heidelberger Platz 3, 14197 Berlin, Germany

Wenn Sie dieses Produkt entsorgen, geben Sie das Papier bitte zum Recycling.

Geleitwort

In Teams zu arbeiten, begleitet mich mein ganzes (Arbeits-)Leben. Jeder, der in den Gesundheitsberufen und eben auch in der Pflege arbeitet, weiß: Im Gesundheitswesen zu arbeiten, ist viel mehr als eine reine Tätigkeit – es ist auch immer ein kleines bisschen Berufung. Tag für Tag stellen wir uns in den Dienst von Menschen, begleiten sie in den schwierigsten und schönsten Momenten ihres Lebens, und wir tun dies mit Professionalität und Empathie. Das verdient höchste Anerkennung. Doch diese anspruchsvolle und verantwortungsvolle Aufgabe kann niemand allein bewältigen. Eine exzellente Pflege und Gesundheitsversorgung ist immer auch das Ergebnis einer starken Teamleistung.

Dieses Buch von Matthias Prehm widmet sich einem essenziellen Thema: *Wie wird ein Team zu einem starken Team?* Diese Frage ist entscheidender denn je, denn der Pflegesektor steht vor vielfältigen Herausforderungen: steigende Anforderungen, Fachkräftemangel, demografische Veränderungen und eine immer komplexere Arbeitswelt. All das sind Faktoren, die den Arbeitsalltag in der Pflege prägen – und die die Notwendigkeit eines starken Miteinanders noch unterstreichen.

Warum Teamstärke so wichtig ist? Ein funktionierendes Team ist mehr als die Summe seiner Mitglieder. Es ist ein lebendiges Gefüge aus Vertrauen, Respekt, Kommunikation und gegenseitiger Unterstützung. Ein starkes Team kann Herausforderungen besser bewältigen, Resilienz entwickeln und so langfristig die Qualität der Patientenversorgung sichern. Und das schließt das reine Pflegeteam als auch die interprofessionell agierenden Teams mit ein.

Dabei prägen viele Faktoren ein starkes Team. Da hätten wir die gemeinsame Motivation, das Einbringen der individuellen Stärken der Teammitglieder, ein herzliches „Danke" und ehrliche Anerkennung für gute Leistungen, achtsame Kommunikation, Offenheit und gegenseitiges Verständnis, gute Führungskräfte, die Orientierung und Förderung für Team und Teammitglieder leben, und die Erkenntnis, dass es gemeinsam einfach besser ist.

Die Bedeutung von Teamarbeit in der Pflege ist unglaublich groß. Von daher ist es wunderbar, dass dieses Buch einen optimistischen, unterstützenden und hilfreichen Blick auf die Förderung von Teamarbeit wirft.

Wir alle kennen die Momente, in denen das Zusammenspiel im Team über Erfolg oder Misserfolg entscheidet. Ob es darum geht, eine Krisensituation zu meistern, eine herausfordernde Schicht gemeinsam durchzustehen oder sich nach einem anstrengenden Tag gegenseitig aufzufangen – wir spüren täglich, wie sehr wir aufeinander angewiesen sind.

Doch Teamarbeit geschieht nicht von selbst. Sie erfordert bewusste Gestaltung, Reflexion und stetige Weiterentwicklung. Dieses Buch bietet wertvolle Impulse, um zu verstehen, wie Teams ihre Zusammenarbeit verbessern und ihr volles Potenzial entfalten können. Die praxisnahen Kapitel geben Einblicke in die Motivation für einen Teamberuf, den Umgang mit Mehrgenerationenteams, die Bedeutung von Resilienz sowie die Rolle von Führung und Kommunikation.

Ich bin seit vielen Jahren in der Pflege, in der Bildung, in Gruppen und Teams aktiv – als Krankenschwester, als Führungskraft und als jemand, dem die Zukunft dieses wunderbaren Berufs am Herzen liegt. Ich habe selbst erlebt, wie entscheidend ein starkes Team für den Erfolg und die Zufriedenheit im Beruf ist. Aber ich habe auch gesehen, wie herausfordernd es sein kann, wenn Zusammenarbeit nicht gelingt oder Wertschätzung fehlt.

Dieses Buch ist ein Plädoyer für ein gemeinsames Miteinander. Es lädt uns ein, Teamarbeit neu zu denken, voneinander zu lernen und ein Umfeld zu schaffen, in dem jede/r Einzelne sein Bestes geben kann. Denn nur wenn wir uns gegenseitig unterstützen, uns mit Respekt begegnen und die Kraft der Gemeinschaft nutzen, können wir die Pflege in Deutschland weiterentwickeln und zukunftsfähig machen und bleiben vor allem selbst dabei gesund.

Ich wünsche Ihnen beim Lesen dieses Buches wertvolle Erkenntnisse, Inspiration und die Motivation, in Ihrem eigenen Team einen positiven Unterschied zu machen. Denn gemeinsam sind wir stark – für uns selbst, für unsere Kolleginnen und Kollegen und vor allem für die Menschen, die wir täglich betreuen.

Ihre
Christine Vogler

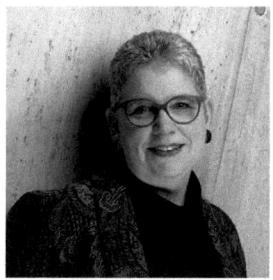

Christine Vogler,
Jahrgang 1969, ist Geschäftsführerin der Berliner Bildungscampus für Gesundheitsberufe gGmbH, der größten Bildungseinrichtung für Gesundheitsberufe in Deutschland und die gemeinsame Ausbildungsstätte der Charité und von Vivantes. Und sie ist die Präsidentin des Deutschen Pflegerats, der ca. 140.000 Pflegende in Deutschland vertritt. Seit 30 Jahren im Gesundheitswesen tätig, hat sie Einblicke in alle Versorgungsgebiete des Gesundheitswesens.

Gelernt hat sie Krankenschwester, Diplom-Pflegepädagogin, Management und Qualitätsauditorin. Neben dem weiteren Engagement u. a. im Bundesverband der Lehrenden für Gesundheits- und Sozialberufe e.V. (BLGS e.V.) und dem deutschen Berufsverband für Pflegeberufe e.V. (DBfK e.V.) ist sie auch Mitglied diverser Beiräte.

2018 bekam sie für ihr Engagement für eine anspruchsvolle und attraktive Pflegeausbildung den Berliner Frauenpreis. 2022 wurde sie zur Pflegemanagerin des Jahres ausgezeichnet. Sie ist Autorin und Herausgeberin diverser Fachbücher, unter anderem der Streitschrift *Pflege. Zukunft. Menschenrecht*, erschienen im Cornelsen Verlag 2024.

Vorwort

Sie kennen sicherlich den Satz: „Team? Toll, ein anderer macht's!" Darf ich offen sprechen? Dieser Satz bzw. dieser fatale Ansatz für eine vermeintlich gelungene Zusammenarbeit war noch nie wirklich lustig oder auch im Ansatz zielführend. Denn im Einzelnen zeigt er genau die Gründe auf, warum einige Teams nicht wie ein Uhrwerk funktionieren, bei dem Zahnräder aufeinander abgestimmt ineinandergreifen. Finde ich es tatsächlich gut, wenn *andere* meine Arbeit machen? Ist es mir *egal, wer* die Arbeit macht und *wie* sie erledigt wird, Hauptsache durch einen *anderen* oder eine *andere*? Denke ich den ganzen Tag: „Ich habe gleich Feierabend und nach mir die Sintflut"? Die Bereiche einer qualitativ hochwertigen, verantwortungsvollen Zusammenarbeit sowie Sinnhaftigkeit und Zukunftsorientierung werden mit diesen Fragen gekonnt ignoriert.

Hier kommen die Aspekte Anstand, Verlässlichkeit, Absprachefähigkeit und Teamgedanke zum Tragen.

Sie merken: In diesem Werk werden die Faktoren der Teamarbeit genau unter die Lupe genommen. Es ist keine Haarspalterei, die Haare werden einzeln filetiert! Mit anderen Menschen gemeinsam zu arbeiten, kann manchmal eine haarige Sache sein.

Heute arbeiten in Pflegeteams häufig mehrere Generationen aus verschiedenen Kulturen zusammen, die wiederum aus der ganzen Welt stammen. Daher ist ein aktives Mehrgenerationenmanagement ein gutes Mittel, verschiedene Arbeits- und Lebenseinstellungen zu vereinen.

Wie bei einem guten Filet oder bei leckerem Grillgemüse ist in diesem Buch bestimmt für Sie das Richtige dabei. Es wird Ihnen aufgezeigt, was zu einem gelungenen Team gehört, welchen persönlichen Anteil Sie daran haben und wo Ihre Möglichkeiten sind, auf verschiedene Bereiche Einfluss zu nehmen. Dabei werden Sie eventuell überrascht sein, welche vielfältigen Faktoren dazugehören und welche elementaren Werte und Kompetenzen für eine effektive Zusammenarbeit wichtig sind. Damit dies für Sie im Alltag umsetzbar wird, habe ich mir etwas Besonderes überlegt. Sie finden in diesem Buch viele QR-Codes und „Short-URLs". Wenn Sie dieses Buch in der Printversion vor sich haben, können Sie die QR-Codes mit Ihren mobilen Endgeräten scannen und erhalten dann Videos mit verschiedenen Praxistipps und Interviews mit Menschen, die ich zu diversen Themen befragt habe. In der E-Book-Variante können Sie einfach auf den Short-URL-Link klicken und haben dann so ebenfalls die Möglichkeit, das Gelesene noch besser zu verinnerlichen. Zudem erhalten Sie weiterführende Links zu interessanten Webseiten, inspirierenden Podcasts und Fragebögen zur Selbstreflexion sowie der persönlichen Weiterentwicklung. Sie sehen, dieses Buch ist nicht *nur* ein Buch, es ist die Tür zu Ihrer persönlichen „Kompetenzschatzkammer". Ich biete Ihnen an, Ihre Schatzkammer aufzufüllen, zu ergänzen, verschiedene Ecken zu beleuchten und vielleicht bereits vorhandenes Wissen etwas abzustauben und aufzupolieren. Ach ja, um das kleine Wörtchen „nur" kümmern wir uns auch. Denn niemand ist „nur" irgendetwas!

Dieses Buch hat den Anspruch, Ihnen zu helfen, Ihren beruflichen Alltag zu gestalte, damit Sie nicht jeden Tag das Gefühl haben, komplett überfordert zu sein und Stress (in diesem Fall negativen Distress) bewältigen zu müssen. Agieren, statt nur zu reagieren, handlungsfähig bleiben und Kapitän auf Ihrem Schiff sein! Gestatten Sie mir eine Metapher: Anlehnend an ein Zitat von John Augustus Shedd,[1] „Der sicherste Ort für ein Schiff ist der Hafen, doch dafür wurde es nicht gebaut", ist manchmal der schönste Ort in Ihrer Abteilung der Aufenthaltsraum. Doch dafür haben Sie nicht die Ausbildung oder eine berufsbegleitende Weiterbildung absolviert. Sie steuern jeden Tag mit Ihrem Team auf die offene See. Ihr Schiff bleibt auf Kurs, wenn die Mannschaft zusammenhält und alle ihren Teil pflichtbewusst und lösungsorientiert dazu beitragen. Um gemeinsam neue Ziele erreichen zu können, ist häufiges Ankerwerfen nach dem Motto „Alles bleibt so, wie es ist!" wenig förderlich. Dabei ist nichts so beständig wie der Wandel.

Ich möchte Ihnen helfen, Ihren Kurs zu finden und das Schiff (Ihr Team) auch in stürmischen Zeiten sicher zu lenken.

In diesem Buch wird aus Gründen der besseren Lesbarkeit vorrangig das generische Maskulinum verwendet. Weibliche und andere Geschlechteridentitäten werden dabei ausdrücklich mit gemeint, soweit es für die Aussage erforderlich ist. Sie sollten nicht als Mangel an Wertschätzung dem jeweiligen Geschlecht gegenüber verstanden werden. Die Personenbezeichnungen beziehen sich, sofern nicht konkret geäußert oder kenntlich gemacht, auf alle Geschlechter.

Seitdem ich, Matthias Prehm, 2012 die Seminaragentur HumorPille® gegründet habe, rückt bei unseren jährlich ca. 200 Veranstaltungen im Gesundheitswesen, in Seminaren und Vorträgen, das Thema Teamarbeit immer mehr in den Fokus. Durch die konstruktiven Rückmeldungen der Seminarteilnehmenden und Zuhörenden mit einer zeitgleich stetigen persönlichen Weiterentwicklung entstand der Wunsch, dieses Buch zu schreiben. Da bereits mein Buch *Pflege deinen Humor* 2018 im Springer Verlag erschienen ist, habe ich mit der Buchplanerin Sarah Busch vom Springer Verlag dieses Buch konzipiert und mit der Lektorin Angela Wirsig-Wolf das Werk überarbeitet. Mit allen Beteiligten war es eine sehr angenehme Zusammenarbeit, die zielführend, stets konstruktiv und von gegenseitigem Respekt geprägt war. Vielen Dank dafür!

Ein herzlicher Dank gilt meiner Familie für die bedingungslose Unterstützung, den Interviewpartnern für ihre Mühe und Zeit und allen, die mich unterstützt haben, dieses Projekt zu finalisieren.

Großenbrode, Deutschland
Matthias Prehm

Note

1. John Augustus Shedd, (1859–1928), amerik. Schriftsteller und Professor. Shedd, Salt from my attic, 1928. Übersetzung anonym.

Inhaltsverzeichnis

1 Warum benötigt ein Pflegeteam Teampflege? 1
   1.1 Warum arbeiten Sie in einem Teamberuf? 3
   1.2 Mehrgenerationenmanagement im Pflegealltag 4
   1.3 Wie bekommen wir alle Generationen unter einen Hut? 9
   1.4 Multikulturalismus als Chance 12

2 Die Wahrnehmung des Pflegeberufes 17
   2.1 Die öffentliche Wahrnehmung des Pflegeberufes 18
   2.2 Die Darstellung und Wahrnehmung des Pflegeberufes im interprofessionellen Team 28
   2.3 Die Darstellung und Wahrnehmung des Pflegeberufes im privaten Rahmen 29
   2.4 Entwickeln Sie Berufsstolz 32

3 Wie erfolgreiche Teamarbeit gelingt 41
   3.1 Gibt es eine Definition der Teamfähigkeit? 41
   3.2 Nachteile und Herausforderungen der Teamarbeit 43

4 Teamerfolg durch Anerkennung – Wertschätzung in der Praxis 47
   4.1 Warum Dankbarkeit so wertvoll für Ihr Team ist 48
   4.2 Entwickeln Sie eine Lobkultur! 52
   4.3 Wie ein respektvolles Miteinander gelingt 54
   4.4 Verbitterung von Teammitgliedern 56

	4.5 Selbstwertschätzung oder: einen besseren Umgang mit Respektlosigkeiten lernen	64
	4.6 Der andere Standpunkt	74

5 Empathie – wichtig für Teamplayer — 79
  5.1 Empathie ist erlernbar! — 82
  5.2 Impathie – Voraussetzung für ein verständnisvolles Miteinander — 85
  5.3 Was macht einen empathischen Menschen aus? — 86
  5.4 Warum Sie emotionale Intelligenz pflegen sollten — 91
  5.5 Sind Sie empathisch? — 93
  5.6 Welche Folgen kann anhaltende Empathielosigkeit im Team haben? — 94

6 Zwischen Haltung, Wissen und Menschlichkeit – professionelles Handeln im Team — 97
  6.1 Was macht uns professionell? — 98
  6.2 Was sind die Merkmale unprofessionellen Handels? — 99
  6.3 Pflege mit Kompetenz – warum Qualifikation den Unterschied macht — 101

7 Resilienz – handlungsfähig bleiben in Krisen — 107
  7.1 Die sieben Säulen der Resilienz — 108

8 Das wäre doch gelacht – der Wert von Humor für das Team — 119
  8.1 Was ist notwendig, um miteinander lachen zu können? — 119
  8.2 Welche Funktion hat Humor? — 121
  8.3 Unterschiede zwischen Schadenfreude, Ironie, Sarkasmus und Zynismus — 124

9 Erfolgreiche Führungsarbeit in einem Team — 129
  9.1 Welche Herausforderungen gibt es für Führungskräfte in der Pflege? — 129
  9.2 Was macht eine gute, erfolgreiche Führungskraft aus? — 131
  9.3 Führungsstile für Ihr Team — 138
  9.4 Folgen von mangelnder Führungskompetenz — 145

10 Fazit: Es kann gelingen! — 149

Über den Autor

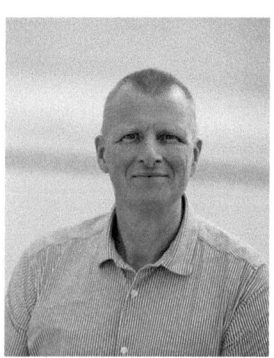

Matthias Prehm, geb. 1972, kam über den Zivildienst im Kreiskrankenhaus Husum (Nordfriesland) 1993 an das Universitätsklinikum Hamburg-Eppendorf (UKE), um dort die Ausbildung zum Krankenpfleger zu absolvieren. Nach insgesamt sieben Jahren am UKE arbeitete er in den folgenden 16 Jahren im BG Klinikum Hamburg auf der Intensivbehandlungsstation für schwerbrandverletzte Patienten. Während seiner Weiterbildung zum Fachkrankenpfleger für Intensivpflege und Anästhesie schrieb er die Facharbeit *Humor in der Pflege mit brandverletzten Patienten*, die den Grundstein legte für Humorseminare für Mitarbeitende im BG Klinikum Hamburg. Kurz darauf gründete er die Seminaragentur HumorPille® und bietet seitdem mit seinem Team Vorträge, Seminare und Workshops zu den Themen Humor, Stressbewältigung, achtsame Kommunikation, Resilienz, Respekt und Schlagfertigkeit im deutschsprachigen Europa an.

In den Seminaren der HumorPille ® werden gemeinsam mit den Teilnehmenden die Möglichkeiten erarbeitet, die eigene Resilienz zu stärken, einen respektvollen Umgang im Team zu pflegen und sich eine empathische

Grundhaltung zu bewahren. Die Erweiterung der sozialen Kompetenzen ist eine Grundvoraussetzung, damit Humor erlebbar wird und der Arbeitsalltag wieder gestaltet werden kann. Zudem wird der persönliche Handlungsspielraum der Teilnehmenden erweitert, damit Teamarbeit wieder gelingen kann. In diesem Zusammenhang schrieb Matthias Prehm das 2018 im Springer Verlag erschienene Buch *Pflege deinen Humor*.

Da die Zusammenarbeit in der Pflege immer notwendiger und zugleich auch herausfordernder wird, hat er, gemeinsam mit einem wunderbaren Team, zu dieser Thematik einen Film gedreht. Er schrieb das Drehbuch, führte mit Regie und ist der Produzent des Films „1,7 Millionen – Ein Film für die Pflege".

Weitere Informationen erhalten Sie unter:

www.humorpille.de
E-Mail: office@humorpille.de

1

Warum benötigt ein Pflegeteam Teampflege?

Sicherlich ist diese Frage zu Beginn eines Buches über Teamstärke ungewöhnlich. Sollte es nicht selbstverständlich sein – gerade in einem Beruf, bei dem die Bedürfnisse meines Gegenübers im Fokus stehen –, sich füreinander einzusetzen, sich zu unterstützen und aufeinander zu achten? Es ist doch selbstverständlich, sich und das Team im Blick zu behalten …

Sie, liebe Lesende, wissen bereits, dass genau *das* eine tägliche Herausforderung ist.

Gerade weil die multiplen Zusammenhänge im Arbeitsablauf von vielen Faktoren abhängen, ist es unabdingbar, auf einen inneren Zusammenhalt zu achten. Wir haben viele verschiedene Berufsgruppen: Pflegende, Mitarbeitende der Seelsorge, im Sozialdienst, in der Verwaltung und Röntgenabteilung, im Labor oder im OP, Kollegen, die in der Entsorgungsabteilung arbeiten und in vielen Assistenzberufen, in der Aus-, Fort- und Weiterbildung, im Reinigungsdienst, sowie Therapeuten und Ärzte, um nur einige zu nennen, die mit mannigfaltigen Ideen, Wünschen, Interessen und Zielsetzungen ihrem Beruf nachgehen. Nicht selten werden dabei in einem Team aus 30 Mitarbeitenden 10 Sprachen gesprochen, einige arbeiten in Teilzeit und wiederum andere sind sogenannte Leasingkräfte (Zeitarbeit/Arbeitnehmerüberlassung). Die jungen Kollegen haben gerade die Ausbildung abgeschlossen und profitieren (hoffentlich) von der Expertise der Kollegen, die bereits eine langjährige Erfahrung haben. Hinzu kommen die externen Faktoren wie der steigende Fachkräftemangel, der strukturelle Wandel im Gesundheitswesen, permanenter Zeitdruck, Terminvorgaben und zunehmender wirtschaftlicher Druck.

© Der/die Autor(en), exklusiv lizenziert an Springer-Verlag GmbH, DE, ein Teil von Springer Nature 2025
M. Prehm, *Ein starkes Team in der Pflege*, https://doi.org/10.1007/978-3-662-71900-8_1

Sehen Sie? Genau deswegen ist es so wichtig, auf den inneren Zusammenhalt zu achten.

Zudem ist der entscheidende Punkt, warum wir uns bei der Arbeit mit Menschen als Gemeinschaft sehen sollten, die primäre intrinsische Motivation für diesen Beruf, nämlich weshalb wir morgens aufstehen und zur Arbeit fahren: das Wohl der Patienten, Heimbewohner, Gäste, Kunden, Klienten oder Pflegeempfänger! Kurz gesagt geht es um die Menschen, die ohne unsere Hilfe nicht gesund werden würden, den letzten Weg allein gehen müssten oder ihren Alltag nicht mehr gestalten könnten. Sie haben sicherlich die Erfahrung gemacht, dass diese Menschen sehr genau spüren, mit welcher Haltung, Einstellung und Motivation ihnen geholfen wird.

> **Beispiel**
> Eine häufige Rückmeldung, die ich in meinen ca. 25 Jahren als Gesundheits- und Krankenpfleger von Patienten erhalten habe, war der Satz: „Es ist schön zu hören, dass Sie viel lachen und Sie sich gut verstehen. Ich glaube, Sie machen ihren Beruf sehr gerne."

Dabei ist dies unabhängig davon, wie kognitiv wach oder eingeschränkt der Einzelne ist. Meine Beobachtung war ebenso, dass Patienten mit einer demenziellen Veränderung noch „feinere Antennen" dafür haben, wie mit ihnen gesprochen, bei der Körperpflege interagiert wurde oder wie die Mobilisation erfolgte. Parallel dazu habe ich bei ausländischen Patienten erfahren, dass die Gestik, Mimik und Körpersprache noch mehr im Fokus stehen. Hier reichte oft, die grundsätzliche Bereitschaft zu signalisieren: „Ich möchte mit Ihnen kommunizieren!". Sehr hilfreich in diesem Zusammenhang war, die vorhandene Sprachbarriere als Brücke zu nutzen:

> **Tipp**
> Fragen Sie Ihr Gegenüber, wie der Name der Person korrekt ausgesprochen wird. Häufig haben Namen Bedeutungen. Erkundigen Sie sich gezielt danach! Idealerweise wissen Sie auch, welche Herkunft und Bedeutung Ihr Name hat. Matthias beispielsweise heißt: Gottes Geschenk!
> Versuchen Sie in der anderen Sprache einfache, freundliche Wörter: z. B. Danke, Bitte, Hallo, auf Wiedersehen, guten Appetit.

Sie können diese Kommunikation in Ihre Arbeitsroutine integrieren und werden erleben, dass dadurch eine Verbindung zu Ihren Mitmenschen entsteht. Ebenso hilfreich ist diese Grundbereitschaft zur Interaktion bei neuen Kollegen. Sie signalisieren Offenheit, reichen Ihrem Gegenüber die Hand und das weitere Miteinander wird leichter.

Wie es nun gelingen kann, bei diesen vielen Herausforderungen die Gemeinschaft zu fördern und zu erhalten, erfahren Sie auf den folgenden Seiten.

1.1 Warum arbeiten Sie in einem Teamberuf?

Vielleicht haben Sie sich die Frage bei Ihrer Berufswahl nicht so bewusst gestellt. Dennoch haben Sie einen Beruf gewählt, bei dem Sie unabdingbar mit anderen Menschen zusammenarbeiten werden. Weshalb? Eine nähere Betrachtung lohnt sich, welche persönlichen Beweggründe Sie für Ihren beruflichen Alltag mitbringen. Sicherlich müssen Sie zwangsläufig in jedem Beruf irgendwann mit anderen Menschen kommunizieren. Als Leuchtturmwärter, Förster oder Gabelstaplerfahrer vielleicht etwas weniger als im Pflegeberuf, als Lehrkraft oder bei der Polizei. Seit unserer Kindheit werden wir eher unfreiwillig in Gruppen eingeteilt. Es beginnt im Kindergarten, geht in der Schule weiter und meistens machen wir die ersten Sportarten mit anderen Kindern zusammen. Dabei suchen wir uns die Mitglieder unserer Gruppe nicht freiwillig oder bewusst aus. Bei mir hat eine Bezugsperson ausgereicht (mein Freund Torge) und ich wollte mit sechs Jahren auch Fußball spielen. Dort erfuhr ich zum ersten Mal das große Glücksgefühl, gemeinsam mit anderen etwas zu erreichen. Wir teilten Erfolgserlebnisse und bei Niederlagen half der Zusammenhalt, schnell wieder nach vorne zu schauen. Dabei war mein erster Trainer (Ralf, ein großartiger Mensch!) ebenfalls sehr prägend für mich. Den elementaren Einfluss von Führungspersönlichkeiten für ein Team beleuchten wir in Kap. 9. In der Schule schließen wir Freundschaften, erleben Enttäuschungen und entwickeln Strategien, in einer Gruppe zu leben. Diese Erlebnisse und Kompetenzen bringen wir dann als Startkapital mit, wenn wir in das Berufsleben einsteigen.

Sicherlich haben Sie bei der Beantwortung der oben genannten Frage Ihre persönlichen Beweggründe gefunden. Hier sind weitere Ideen, weshalb die Arbeit im Team Ihre intrinsische Motivation positiv beeinflussen kann:

- Sie erfahren, dass Sie von den Perspektiven und Ideen anderer profitieren. Dadurch schaffen Sie es, gemeinsam bessere und schnellere Lösungen zu finden.
- Schwierige Situationen wie z. B. hoher Arbeitswand und gleichzeitiger Personalausfall werden besser gemeistert, wenn die Zusammenarbeit mit

allen Beteiligten gelingt. Da genau hierin die große Herausforderung besteht, finden Sie in diesem Buch viele Ansätze, dies zu erreichen.
- Sie stärken Ihre sozialen Kompetenzen in der Kommunikation, Ihre Fähigkeiten zur Konfliktlösung und verbessern Ihr Können, sich in Ihr Gegenüber hineinzuversetzen.
- In einem funktionierenden Team wird die Arbeitslast verteilt. Unterschiedliche Hintergründe, Biografien und Sichtweisen bringen häufig kreative Ideen hervor.
- Sie können von anderen lernen. Dadurch profitieren Sie von den Erfahrungen, Fähigkeiten und Kenntnissen Ihrer Kollegen.
- Wenn Sie die Bereitschaft zur persönlichen Kompetenzerweiterung mitbringen, werden Sie erfahren, dass Sie mit wachsendem und fachlichem Wissen selbstbewusster werden. Zudem suchen im Weiteren andere Rat bei Ihnen und Sie erleben ein gemeinschaftliches Wachsen durch gegenseitiges Lernen.
- Dadurch werden langfristige Netzwerke entwickelt und manchmal auch Freundschaften geschlossen, die Sie beruflich und auch persönlich bereichern.

Eine Klarheit über Ihre persönlichen Gründe ist sehr wertvoll, um in herausfordernden Zeiten und Situationen gemeinsam nach Lösungen zu suchen. Ebenso können Sie die genannten Gedanken gerne Kollegen mitgeben, bei denen Sie das Gefühl haben, dass sie die eigenen Interessen bedeutend wichtiger nehmen als das Gemeinschaftswohl.

1.2 Mehrgenerationenmanagement im Pflegealltag

Die zu Beginn des Kapitels beschriebene Vielfältigkeit an Personen, Persönlichkeiten, Lebensläufen und Generationen in einem Team lässt erahnen, dass es eine gemeinschaftliche Aufgabe aller Beteiligten ist, ein zufriedenstellendes Arbeiten in einem Team möglich zu machen.

Um sich der Thematik Mehrgenerationenmanagement zu nähern, lohnt sich ein Blick auf die populärwissenschaftliche Einteilung von Generationen.[1] Diese gängigen Definitionen sind eine erste grobe Eingruppierung. Zum einen entsteht nicht alle 15 Jahre eine neue Generation und zum anderen ist das Überstülpen von typischen Attributen auf **alle** Menschen in einer Alterskohorte ebenfalls kritisch zu sehen. Zudem verändern sich die Umstände auf dem Arbeitsmarkt ständig. So gibt es laut einer Statistik der Bundesagentur für Arbeit seit 2018 mehr freie Ausbildungsstellen als Bewerber.[2] In der Grafik von Statista (einer deutschen Onlineplattform für Statistiken) ist die Diskrepanz in den Jahren 2020–2022 dargestellt worden.

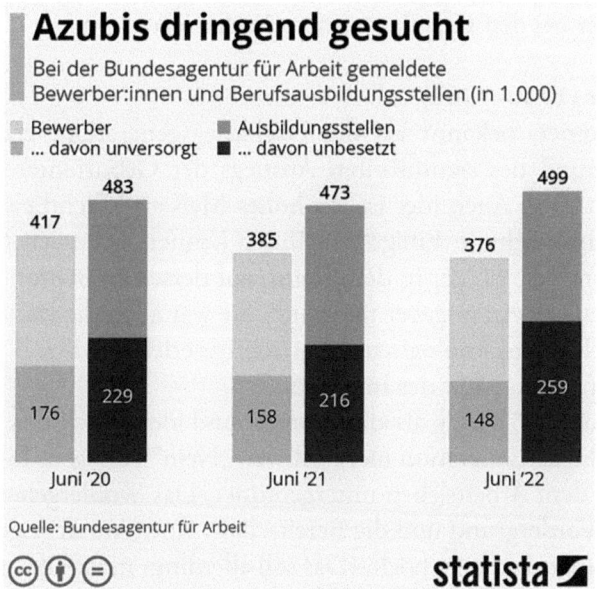

Das oben beschriebene Phänomen ist auch auf dem Arbeitsmarkt zu beobachten. Ein heute 40-Jähriger merkt sehr schnell, dass der Arbeitsplatzwechsel viel einfacher geworden ist. Die Möglichkeiten, eine offene Stelle zu finden, nehmen zu und der Verhandlungsspielraum bei der Bewerbung wird größer.

Wie erwähnt ist es ist wichtig zu beachten, dass Einteilung und Beschreibung der Generationen keine starren Kategorien sind und es innerhalb jeder Altersklassifikation individuelle Unterschiede gibt. Dennoch bietet die Betrachtung der Generationen und das Verständnis ihrer Merkmale und Einflüsse Einblicke in die komplexe Dynamik unserer Gesellschaft. Viele der folgenden Informationen habe ich bei dem 2017 gegründeten Institut für Generationenforschung von Dr. Rüdiger Maas gefunden. Bitte schauen Sie unter www.generationen-thinking.de für weitere Informationen. Es folgt eine kurze Generationenübersicht:[3]

Traditionalisten/Silent Generation (1928–1945)
Sie wurden in einer Zeit von Weltkrieg, politischen Umbrüchen und der wirtschaftlichen Unsicherheit geboren. Diese erlebten Entbehrungen und Verluste prägen sie, sodass Disziplin, Stabilität und traditionelle Werte ein

Gefühl von Kontrolle und Sicherheit geben. Daher legt diese Generation einen großen Wert auf Ordnung, Autorität, Verantwortungsbewusstsein und Pflichtbewusstsein. Sie bevorzugt zudem eine eher traditionelle Rollenverteilung. Unstimmigkeiten oder Beschwerden werden selten direkt vorgetragen. Vielleicht erkennen Sie einige dieser Attribute bei Ihren eigenen Großeltern, Patienten oder bei den Heimbewohnern im Seniorenheim?

Babyboomer (1946–1964)
Die Babyboomer, bekannt als die Nachkriegsgeneration, erhielten ihren Namen aufgrund des signifikanten Anstiegs der Geburtenraten nach dem Zweiten Weltkrieg. Auch hier ist ein hohes Maß an Pflichtbewusstsein und Loyalität zu beobachten. Einige von Ihnen kennen sicherlich Kollegen, die schon 30 Jahre oder länger in dem Beruf, auf derselben Station oder zumindest beim gleichen Arbeitgeber tätig sind. Sie war auch die erste Generation, die die Vorteile des technologischen Fortschritts erlebte, wie z. B. den Aufstieg des Fernsehens und später des Internets.

Da die „Boomer" häufig als ambitioniert und idealistisch beschrieben werden, fällt es dieser Generation meist schwer, „Nein" zu sagen. Eigene Bedürfnisse werden dem Arbeitsleben untergeordnet. Das Wohlergehen der Patienten steht im Vordergrund und die Bereitschaft, einen kurzfristigen Ausfall im Team zu kompensieren, ist hoch. (Das soll allerdings nicht bedeuten, dass andere Generationen hierbei ein großes Defizit aufweisen!) Diese geburtenstarken Jahrgänge werden in den 2020er-Jahren in Rente gehen.

Generation X (1965–1980)
Diese Generation wuchs in einer Zeit auf, in der traditionelle Institutionen und Autoritäten zunehmend infrage gestellt wurden. In der Jugend erlebten sie den Kalten Krieg, die deutsche Wiedervereinigung und den wachsenden Einfluss der Technologie. Sie waren die Ersten, die Mobiltelefone und das Internet im Alltag nutzten.

Sie mussten sich in einer Arbeitswelt behaupten, die sich schnell veränderte und von wirtschaftlicher Unsicherheit sowie steigender Globalisierung geprägt war. Zunehmend wurden etablierte Systeme kritisch beäugt und der Wunsch nach einem ausgewogenen Verhältnis von Beruf und Privatleben rückte in den Vordergrund. Die ersten Konzepte zur Work-Life-Balance und Flexibilisierung von Arbeitsmodellen kommen aus dieser Generation. Dadurch entwickelten sich eine Offenheit für Veränderungen und die notwendige Flexibilität. Auf den Pflegeberuf bezogen steht das Wohlergehen der Patienten für sie im Vordergrund.

Die Menschen dieser Jahrgänge sind die Eltern der Generation Y und Z. Die Erziehung der Kinder erfolgte meist nach dem Credo, dass sie es einmal einfacher und besser haben sollen.

Dr. Rüdiger Maas, Gründer des Instituts für Generationenforschung, beschrieb dieses Phänomen passend:

„Je leichter wir es unseren Kindern machen, desto schwieriger können diese sich dann später (im Berufsleben) anpassen. Viele Eltern trainieren ihre Sprösslinge in eine Hilflosigkeit, die ihnen in Zukunft auf die Füße fallen wird. Wir sehen, dass wir schon heute einen Anstieg bei der Zahl der Kinder haben, die sehr stark von ihren Eltern behütet wurden und die dann in der Arbeitswelt Schwierigkeiten haben, wenn sie nicht im Mittelpunkt stehen oder nicht unmittelbar ein Feedback bekommen. Sobald etwas anstrengender wird oder sie Überstunden machen sollen, drohen sie zu zerbrechen. Es ist für die Psychohygiene ebenfalls nicht gut, dauernd nur gelobt zu werden. Das verhindert einen gesunden Umgang mit Kritik und dies hat dann ebenfalls Auswirkungen auf die Arbeitswelt."[4]

Mit dieser Erkenntnis lässt es sich leichter verstehen, mit welchen Erwartungen, Wünschen und Vorstellungen die nachfolgenden Generationen in das Arbeitsleben starten. Es sollten nicht alle über einen Kamm geschoren werden. Dennoch sehen die Generationsforscher tendenziell, dass wir gesamtgesellschaftlich bequemer werden. Wir bewegen uns weniger, müssen niemanden mehr nach dem Weg fragen, der Einkauf kann über eine App erledigt und vor die Haustür gebracht werden. Die Aufmerksamkeitsspanne nimmt ab, Themenbeiträge sollten einfach und kurz sein. Laut Statista lag die durchschnittliche Länge eines Tiktok-Videos bei 43 Sekunden[5]. Dies soll nicht bedeuten, dass die Schichtübergabe jetzt ebenfalls in diesem Zeitfenster(chen) erfolgen sollte, doch es ist ein Ansatz des Verständnisses, warum wir alle aus verschiedenen Epochen so sind, wie wir sind. Schauen wir uns die nächsten (hoch spannenden) Generationen an.

Generation Y/Millennials (1981–1994)
Sie ist die erste Generation, die in der digitalen Ära aufwuchs. Der Alltag wurde zunehmend geprägt von Internet, Mobiltelefonen und sozialen Medien. Das hat ihr Kommunikationsverhalten, ihre Informationsbeschaffung und ihre sozialen Interaktionen maßgeblich beeinflusst. Millennials haben oft eine andere Einstellung zur Arbeit als vorherige Generationen. Sie haben einen starken Fokus auf die Sinnhaftigkeit ihrer Arbeit, genießen Individualität, Flexibilität und eine gute Work-Life-Balance. Die traditionelle Vorstellung von einer langfristigen Karriere in einem Unternehmen wird von vielen Millennials infrage gestellt.

Sehr prägend waren die Terroranschläge vom 11. September 2001 und deren Folgen, die Einführung des Euro und der Aufstieg der Klimabewegung. Diese Ereignisse haben das Bewusstsein der Millennials für globale Probleme, soziale Gerechtigkeit und Umweltschutz geschärft. Plattformen wie Facebook, Instagram, Twitter und YouTube werden von ihnen genutzt, um sich mit anderen zu vernetzen, Informationen zu teilen und ihre Meinung auszudrücken. Die Nutzung von Technologie und sozialen Medien hat ihre Art, zu kommunizieren, zu konsumieren und Informationen zu verarbeiten, verändert.

Millennials werden oft als vielfältig, offen für neue Erfahrungen und technologieaffin beschrieben. Sie sind häufig politisch und sozial engagiert und setzen sich für Themen wie Gleichberechtigung, Vielfalt und Nachhaltigkeit ein. Sie sind zudem eine Brücke zwischen den älteren Generationen und der jüngeren Generation Z.

Generation Z (1995–2009)
Die Generation Z (Gen Z) zeichnet sich wesentlich durch zwei Merkmale aus: Sie ist zahlenmäßig deutlich kleiner als ihre Elterngeneration (die Angehörigen der Generation X), nämlich 4,6 Mio. weniger Menschen. Sie ist die kleinste Alterskohorte nach dem Zweiten Weltkrieg. Und die Gen Z ist die erste Generation, die einen Wissensvorsprung hat. In der Geschichte der Menschheit gestaltete sich das Eltern-Kind-Verhältnis bisher derart, dass Eltern ihr Wissen an ihre Kinder weitergaben. Im Zeitalter der Digitalisierung ist das umgekehrt: Nun lernen die Eltern von ihren Kindern in puncto Digitalisierung. Daher werden Letztere häufig als Digital Natives bezeichnet. Diese Generation hat eine intensive Nutzung von Smartphones, Tablets und sozialen Medien in ihrem Alltag erlebt. Die Menschen dieser Generation sind von klein auf mit der Technologie und dem Internet aufgewachsen. Sie nutzen Streamingdienste und Onlinegaming und messen Influencern und YouTubern eine große Bedeutung zu. Sehr wichtig für Abschn. 1.4 in diesem Buch („Multikulturalität") ist der Umgang dieser Generation mit dem Thema Vielfalt einer sich verändernden Gesellschaft. Verschiedene kulturelle Einflüsse und die Migrationskrise 2015/2016 führten dazu, dass diese Generation Offenheit, Flexibilität und eine ausgewogene Work-Life-Balance anstrebt. Digitale Kommunikation spielt eine herausragende Rolle im Leben der Generation Z. Kurze, prägnante Nachrichten und visueller Content sind für sie wichtig. Sie sind auch in der Lage, sich schnell an neue Kommunikationstechnologien und -formen anzupassen.

Generation Alpha (ab 2010)
Die Generation Alpha bezieht sich auf diejenigen, die ab 2010 geboren wurden. Da die Generation noch jung ist, ist auch noch nicht ersichtlich, welche Werte und Eigenschaften sie teilen wird und welchen Einfluss sie auf Politik und Kultur nehmen wird. Veränderte Familienstrukturen sind ein weiterer Faktor, der die Entwicklung der Generation Alpha beeinflussen könnte. Die Generation wächst zunehmend mit nichttraditionellen Familienmodellen, Patchworkfamilien und gleichgeschlechtlichen Eltern auf. Diese Vielfalt in den Familienstrukturen kann Auswirkungen auf Wertvorstellungen, Sichtweisen auf Beziehungen und soziale Entwicklungen haben.

Es bleibt abzuwarten, wie sich ihre Merkmale weiter entwickeln werden. Auf jeden Fall wird erwartet, dass sie als Digital-Native-Generation und als eine Generation, die in einer Zeit des Wandels und der Herausforderungen aufwächst, eine bedeutende Rolle bei der Gestaltung der Zukunft spielen wird. Ihre Einstellungen, Werte und Fähigkeiten könnten die Gesellschaft, die Wirtschaft und die Technologieentwicklung in den kommenden Jahrzehnten prägen.

Es gibt gemeinsame Themen, die für Menschen aus allen Altersgruppen wichtig sind. Hierbei ist Vereinbarkeit von Beruf und Familie an erster Stelle zu nennen. Eine angemessene Wertschätzung für die geleistete Arbeit und die Umsetzung der individuellen Bedürfnisse sind ebenfalls für viele sehr wichtig.

In der Realität trifft somit Tradition auf neue Ideen. Arbeitgeber bieten den jüngeren Menschen viele Vorzüge bei der Einstellung. Beispielhaft sind hier flexible Arbeitszeiten, reduzierte Wochenarbeitszeiten, Fitnessabos usw. zu nennen. Wenn die Generation Z diese dann in Anspruch nimmt, kann man ihr keinen Vorwurf machen. Das Anbieten von Benefits erzeugt bei der Stammbelegschaft Neid („Warum bekommen die das angeboten? Bei mir gab es früher sowas gar nicht!"). Wenn diese Thematik angesprochen wird, erzeugt die Antwort: „Sonst bewirbt sich keiner mehr bei uns!" die persönliche Schlussfolgerung: „Warum bin ich dann noch da?" Hinzu kommt ein weiteres Problem. Wenn in einem Vorstellungsgespräch ausschließlich über arbeitsperiphere Vorzüge gesprochen wird und nicht über den Sinn und Inhalt der Arbeit, dann wird jemand eingestellt, der sich über die peripheren Dinge definiert und identifiziert.

1.3 Wie bekommen wir alle Generationen unter einen Hut?

Um der Eingangsfrage in der Überschrift noch hinzuzufügen, *welchen* Hut wir dafür brauchen: einen Sombrero und keinen Fingerhut!

Kurz gesagt: Mit einem Bewusstsein für mein Gegenüber, einer offenen Kommunikation, gegenseitiger Wertschätzung und der Bereitschaft *aller*, sich im Team zu integrieren, bekommen wir alle unter einen Hut!

Etwas ausführlicher beschrieben, haben alle Beteiligten verschiedenen Handlungsspielraum:

Möglichkeiten des Führungspersonals
Der monatliche Dienstplan ist für alle Beteiligten eine Herausforderung und gleichzeitig eine gute Möglichkeit, die Vereinbarkeit von Beruf, Familie und Freizeit zu managen. Es gibt verschiedene Ideen wie Sie dies erreichen können.

- Variante 1:
  Sie kommunizieren klar und für alle sichtbar, wie viele Dienstplanwünsche den Kollegen zugestanden werden. Beispielsweise hat ein Mitarbeiter, der in Vollzeit arbeitet, fünf Tagdienstwünsche und einen Nachtdienstblock pro Monat. Kollegen mit einem Arbeitsanteil von 75 % haben beispielsweise drei Tagdienstwünsche und einen Nachtdienstblock. Je weniger Arbeitszeit jemand hat, desto weniger Wünsche gibt es. Besprechen Sie im Team, welche Regelungen für alle annehmbar sind.
- Variante 2:
  Zusätzlich zu der 1. Variante können Sie als Verantwortliche für den Dienstplan grundsätzliche Vorlieben berücksichtigen. Während jüngere Kollegen sich eher für Spät- und Nachtdienste erwärmen können, wünschen sich manchmal ältere Mitarbeitende wenig bis keine Nachtdienste und Eltern genießen eventuell eher Frühdienste.
- Variante 3:
  Die Mitarbeitenden schreiben sich ihren Dienstplan selbst! Es gibt ein viel beachtetes Projekt im chirurgischen Department des Berliner Vivantes Klinikum Friedrichshain. Dort bestimmen die Mitarbeitenden ihre Dienstpläne selbst und tragen damit aktiv zur Verbesserung der Arbeitsbedingungen und der Pflegequalität bei. Die Erfahrungen haben gezeigt, dass das Team in drei Jahren mit mehr Eigenverantwortung eine bemerkenswert höhere Zufriedenheit erreicht hat.

Möglichkeiten der erfahrenen Kollegen
Praxisanleitende können für diese Thematik sensibilisiert werden und Unterstützungsprogramme anbieten. Hierzu können regelmäßig eingeplante generationenübergreifende Austauschformate organisiert werden. Kollegen aller Altersklassen können ihre Perspektive einbringen und voneinander lernen.

Allein ein grundsätzliches Verständnis dafür, dass beispielsweise die Grundpflege bei einem bettlägerigen Patienten für einen jungen Menschen schon eine Überforderung bedeuten kann, könnte Türen öffnen. Da, wie bereits beschrieben, sich die Kommunikation der Jüngeren meist in der digitalen Welt abspielt, müssen diese Kollegen auf anderen Ebenen abgeholt werden. Gehen Sie mit gutem Beispiel voran und leben Sie vor, wie empathische Kommunikation mit Patienten und deren professionelle Versorgung im Pflegealltag gelingen kann.

Häufig können Diskussionen, kurze Besprechungen und klare Absprachen in kleinen Gruppen hilfreich sein, um ein Verständnis füreinander zu fördern.

Zudem ist eine authentisch gelebte „Lobkultur" der Türöffner für ein besseres Miteinander. In Abschn. 4.2 über Teamerfolg durch gegenseitige Anerkennung und Wertschätzung in der Praxis erfahren Sie mehr zu dieser Thematik.

Möglichkeiten der Generationen X und Y
Auch die jüngeren Mitarbeitenden haben gute Möglichkeiten, sich wirksam in ein Team zu integrieren. Mit einer offenen, empathischen Kommunikation zeigen sie die Bereitschaft, von den erfahrenen Kollegen zu lernen. Bringen Sie eigene Ideen ein und seien Sie offen für ein Feedback. Sie schaffen Vertrauen, indem Sie zuverlässig sind, Absprachen einhalten und Engagement an den Tag legen. Respektieren Sie die vorhandene Teamkultur. Lernen Sie die Gepflogenheiten kennen und verstehen Sie die Dynamik in der Gruppe. Dann können Sie Versuche unternehmen, etwas zu verändern. Suchen Sie proaktiv den Austausch und bitten Sie um Hilfe oder bieten Ihren Kollegen Unterstützung an. Insgesamt hilft ein positives Mindset mit einer lösungsorientierten Haltung. Suchen Sie bei Kritik oder Unstimmigkeiten den direkten Weg zu dem betreffenden Kollegen und unterbinden Sie Stimmungsmache hinter vorgehaltener Hand. Beteiligen Sie sich bewusst nicht an diesen Diskussionen. Eine klare Haltung, „Du, da bin ich gar nicht im Thema. Sprich Sie oder Ihn bitte selbst an!", wirkt Wunder und Sie werden immer seltener mit unliebsamen Themen behelligt.

Zusätzlich können wöchentliche Reflexionsrunden helfen, ein Verständnis füreinander aufzubauen:

- Hilfreich sind Reflexionsfragen wie z. B.: Wie hast du die Arbeitswoche wahrgenommen? Wo können wir uns noch verbessern oder helfen?
- Beachten Sie zudem ein paar kommunikative Grundregeln: ausreden lassen, wertfreies Zuhören und Missverständnisse zeitnah ansprechen.

Der Generationenkonflikt im Arbeitsleben bleibt für alle Beteiligten eine Herausforderung. Daher ist die Grundeinstellung, dass alle voneinander lernen können, elementar, um ein Miteinander zu erreichen.

1.4 Multikulturalismus als Chance

Zusätzlich zu der großen Herausforderung, dass sich verschiedene Generationen zu einem Team finden, kommt die Tatsache hinzu, dass wir in Deutschland eine bunte Gesellschaft sind. Was meine ich mit „bunt"? Von jedem Kontinent dieser Erde (o.k., außer der Antarktis – kleiner Scherz!) leben und arbeiten Menschen in Deutschland. Seit Anfang 1956 die ersten „Gastarbeiter" aus Italien in Deutschland arbeiten durften, ist der Anteil der in Deutschland lebenden Menschen, die ihre Wurzeln in anderen Ländern haben, stetig gestiegen[6]. Da im Jahr 2023 rund 17,1 Mio. Menschen ab 18 Jahren und damit ein Viertel (25 %) der erwachsenen Bevölkerung in Deutschland eine Einwanderungsgeschichte hatten[7], ist das Aufeinandertreffen von verschiedenen Kulturen normaler Alltag. Das dabei die vorhandenen Unterschiede eine großartige Vielfalt bedeuten können, sollte in einem funktionierenden Team gelebt werden. Damit das erreicht wird, sind wiederum alle Beteiligten aufgerufen, etwas dazu beizutragen. *Wer* kann nun *was* tun, damit Integration in der Arbeitswelt gelingen kann?

Die Arbeitgeber
Ein sehr positives Beispiel, welche Optionen Arbeitgeber haben, zeigt die Anpassungsqualifizierung (APQ) des Universitätsklinikums Hamburg-Eppendorf[8]. Das acht- bis zwölfmonatige Konzept sieht vor, dass die ausländischen Arbeitskräfte den praktischen Teil ihrer Einarbeitung auf einer der fünf Portalstationen absolvieren. Diese Stationen sind auf verschiedene Bereiche des UKE verteilt und mit speziell geschulten Praxisanleitenden ausgestattet, die für eine strukturierte Einarbeitung sorgen. In wöchentlichen Workshops wird zudem theoretisches Wissen vermittelt. Zusätzlich werden intensive Deutschsprachkurse angeboten und zum Abschluss der APQ ist ein Kompetenzcheck vorgesehen, in dem die vorhandenen Fähigkeiten überprüft werden. Nach einem erfolgreichen Abschluss erhalten die Teilnehmenden einen Arbeitsvertrag.

Am Beispiel des UKE wird deutlich, dass Unternehmen, die die Gewinnung neuer ausländischer Fachkräfte strukturiert praktizieren, enorm davon profitieren können. Passend dazu habe ich die Stationsleitung einer dieser „Portalstationen" im UKE, David Wahl, in einem Video zu dieser Thematik befragt. Welche Maßnahmen nutzt er, um kulturelle Unterschiede im Team zu respektieren und als Bereicherung für die Teamarbeit zu nutzen? Freuen Sie sich auf die tollen Ansätze dieses motivierten Kollegen! Der Erfolg gibt ihm zusätzlich recht: Die Station erfreut sich bei den Auszubildenden großer Beliebtheit und es gibt keine freien Planstellen!

https://sn.pub/wmcn7c

Die Kollegen aus dem bestehenden Team
Einhergehend mit den Ideen, Vorschlägen und Maßnahmen, die Herr Wahl in dem Video vorschlägt, braucht es Menschen, die dies auch in die Tat umsetzen. Bereits bei der Bewerbung auf dieser Portalstation besteht Klarheit darüber, welche Herausforderungen auf alle Beteiligten neben der Patientenversorgung zukommen. Die Bereitschaft zur Auseinandersetzung mit dieser Thematik, Offenheit und Toleranz sind die Grundvoraussetzung für ein Gelingen. In einem persönlichen Gespräch mit Herrn Wahl wurde ebenfalls deutlich, dass er sehr auf die Homogenität des Teams achtet. Dazu gehört auch, sich von Mitarbeitenden zu trennen, die bei der Umsetzung des Konzeptes an ihre Grenzen stoßen.

Eine der größten Herausforderungen im Arbeitsalltag ist die Sprachkompetenz jedes Einzelnen.

– Kurze Zwischenfrage: In dem Team von Herrn Wahl arbeiten 27 Kollegen. Raten Sie mal, wie viele Sprachen dort gesprochen werden? Bitte merken Sie sich Ihre Zahl, die Auflösung kommt später! –

Neben der „normalen" Verständigung untereinander stehen die Sicherheit der Patienten und die Qualität der Arbeit im Vordergrund. Damit dies gewährleistet wird, kommen häufig Übersetzungsprogramme zum Einsatz. Meist arbeiten Kollegen mit der gleichen Muttersprache in einer Schicht zusammen. Das fördert Sicherheit und Zusammenhalt im Arbeitsalltag. In der Summe ist es ein Verständnis aller füreinander, das ein besseres Miteinander gelingen lässt.

Die neuen ausländischen Kollegen
Die Erfahrungen zeigen, dass die meisten Mitarbeitenden aus dem Ausland dieses Konzept als große Chance verstehen, in den deutschen Arbeitsmarkt integriert zu werden. Dabei sind die Herausforderungen, sich in einem neuen Land zurechtzufinden, groß. Neben der erwähnten Sprachbarriere (– die Antwort auf die oben gestellte kurze Zwischenfrage lautet: 14! –) kommen ein anderes Klima, andere kulturelle und religiöse Gepflogenheiten, Essgewohnheiten und Arbeitsauffassungen zu der eigentlichen Erledigung der Arbeit hinzu. Sicherlich werden für die verschiedenen Bereiche Hilfen angeboten, ohne die es mittlerweile kaum gelingen könnte, dennoch ist der Arbeitsalltag eine tägliche Aufgabe.

Es gelingt leichter, wenn eine grundsätzliche Offenheit und Neugier an den Tag gelegt werden. Der Wille, die Sprache, die Prozesse und die Mitmenschen zu verstehen, ist hier die Grundvoraussetzung für ein Gelingen der Integration.

Die durch diese Bemühungen erzielten Vorteile liegen auf der Hand:

- Bei Patienten mit Migrationshintergrund kann sensibel auf sprachliche Barrieren, Ernährungsgewohnheiten oder religiöse Gebote eingegangen werden. Angehörige können leichter mit einbezogen und Missverständnisse verringert werden.
- Die persönliche interkulturelle und sprachliche Kompetenz wird gefördert. Sie erweitern Ihren Horizont, lernen dazu und ermöglichen so kreative Lösungsansätze.
- Wenn Vielfalt als Stärke angesehen wird, gegenseitiger Respekt und Offenheit das Arbeitsklima prägen, fördert dies zudem ein empathisches Miteinander. Das ist für die Arbeit im Team ebenso wichtig wie für die Versorgung der Patienten.

In der Summe der genannten Aspekte hängt ein gelungenes Miteinander von allen Beteiligten ab. Ähnlich einem Uhrwerk ist jedes Rädchen wichtig und wertvoll. Aufeinander abgestimmt, kann ein Miteinander gelingen. Empathie, Klarheit und ein Verständnis füreinander sind die Basis und sollten täglich Beachtung finden.

Abschließend möchte ich Ihnen noch schildern, wie David Wahl über die 14 (!) gesprochenen Sprachen auf seiner Station denkt: „Wir haben hier eine großartige Sprachkompetenz!". Seine Grundhaltung und die seines Teams sind der Schlüssel für den Erfolg der Anpassungsqualifizierung im UKE!

> **Zusatzmaterial**
>
> Dieses Buch enthält Zusatzmaterial. Sie finden Sie über den Link (sn.pub/05dvfm) unter den Kapiteln
> 2. Die Wahrnehmung des Pflegeberufs
> 4. Teamerfolg durch Anerkennung- Wertschätzung in der Praxis
> 6. Zwischen Haltung, Wissen und Menschlichkeit auf der Produktseite des Buchs und dort im rechten Reiter unter elektronisches Zusatzmaterial oder über die Links auf der Eingangsseite der entsprechenden Kapitel in der PDF-Version des Buchs.

Notes

1. Institut für Generationenforschung www.generation-thinking.de.
2. Bundesagentur für Arbeit www.statistik.arbeitsagentur.de.
3. Institut für Generationenforschung www.generation-thinking.de.
4. CNE.Magazin, Ausgabe 01.2025, Interview mit Dr. Rüdiger Maas.
5. Statista (deutsche online Plattform für Statistiken) www.statista.de.
6. Haus der Gesellschaft www.hdg.de.
7. Statistisches Bundesamt www.destatis.de
8. www.uke.de.

2

Die Wahrnehmung des Pflegeberufes

Die gesellschaftliche Bedeutung und das Image des Pflegeberufes sind so vielseitig wie der Beruf selbst. Ebenso mannigfaltig ist unser Einfluss auf das Ansehen, das professionelle Selbstverständnis, die öffentliche Meinung und die Rolle der Pflegekräfte im Gesundheitssystem. Empfehlenswert ist die Betrachtung, welchen Bereich der Arbeit mit Menschen wir konkret meinen. Geht es um die Aufgaben in der ambulanten Pflege oder im Seniorenheim? Sprechen wir von der Pädiatrie oder der Tätigkeit in einer Klinik mit ausschließlich erwachsenen Patienten? Oder reden wir von den vielfältigen Verrichtungen auf einer Intensivstation oder einer „normalen" Station? Was ist „normal?" In welcher Position arbeitet der- oder diejenige und welche Berufserfahrungen bringen diese Personen mit? Es gibt sehr unterschiedliche Aussagen von Menschen, die in dem Metier arbeiten oder die jemanden kennen, der diesen Beruf ausübt, und Menschen ohne persönliche Berührungspunkte mit diesem Thema. Sicherlich werden Sie dem einen oder anderen Punkt in diesem Kapitel zustimmen oder gegenteiliger Meinung sein. Ich habe die Thematik weit gefächert dargestellt und dazu verschiedene Interviewpartnerinnen und Interviewpartner eingeladen, ihre Sicht zu präsentieren. Je klarer wir uns zu diesen Punkten positionieren und uns der möglichen Einflussnahme bewusst werden, desto geschlossener treten wir als Berufsgruppe auf, stärken deren Attraktivität und damit letztendlich auch den Zusammenhalt im Team.

Ergänzende Information Die elektronische Version dieses Kapitels enthält Zusatzmaterial, auf das über folgenden Link zugegriffen werden kann [https://doi.org/10.1007/978-3-662-71900-8_2].

Ich teile die unterschiedlichen Annahmen und Sichtweisen in drei Bereiche auf:

- Öffentliche Wahrnehmung (Medien, Internet, Gesellschaft) (Abschn. 2.1).
- Wahrnehmung im interprofessionellen Team (Abschn. 2.2)
- Darstellung/Wahrnehmung im privaten Rahmen (Abschn. 2.3)

2.1 Die öffentliche Wahrnehmung des Pflegeberufes

Die Wahrnehmung des Pflegeberufes in der Öffentlichkeit variiert stark und wird durch eine Vielzahl von Faktoren beeinflusst.

In den Medien wird bei der Darstellung von Menschen, die professionell mit Menschen arbeiten, häufig mit einem Stereotyp „Engel in Weiß" oder „Todesengel aus Überforderung" gearbeitet. Die vorabendlichen Serien zeigen teilweise immer noch die alten Rollenbilder des Berufsstandes: Ärztliches Hilfspersonal, das mit viel Empathie emotionale Wogen wieder glättet und sich am Ende in den (immer noch meist männlichen!) Arzt verliebt. Diese Darstellung betont die Selbstlosigkeit der Pflegekräfte und verbirgt dabei die hohe fachliche Kompetenz, die für den Beruf unabdingbar ist.

Besonders aufsehenerregend sind Sendungen, in denen Investigativjournalisten Fehler im Gesundheitssystem aufzeigen. Aus Überforderung, Zeit- und Fachkräftemangel resultiert eine schlechte Versorgung der Patienten und Heimbewohner. Da wird ein verschreckendes und verzerrendes Bild der Berufsgruppe gezeichnet! Solche Geschichten („bad news are good news!") sind wenig hilfreich und zeigen kein komplett reales Bild der gesamten Branche. Bedauerlicherweise prägen diese Berichte bei einem Teil der Bevölkerung das Meinungsbild und es wird undifferenziert von „der Pflege" gesprochen, ohne ihre große Bandbreite hervorzuheben.

Darüber hinaus gibt es sehr realistische Dokumentationen, in denen das Pflegepersonal mit einer Kamera begleitet wird und ein realer Einblick in den Alltag vermittelt wird. Dort nehmen die Pflegenden auch Stellung zu ihrer aktuellen Situation, den Problemen und positiven Seiten des Berufes. Hierbei wird unter anderem deutlich gemacht, welche starken intrinsischen Motivationsfaktoren den Kollegen täglich bei der Arbeit helfen. Da sind die Rückmeldungen der Patienten, eine hohe Sinnhaftigkeit und der Teamzusammenhalt nur die ersten Nennungen.

Im Weiteren gibt es wiederholt sehr gute Beiträge über den Pflegeberuf beispielsweise in der *Frankfurter Allgemeinen Zeitung* (FAZ). Sie beschreiben die Situation in der Pflege, die Sinnhaftigkeit eines Pflegestudiums, die Bedürfnisse und Belastungen von pflegenden Angehörigen und die Wirksamkeit der Zuwanderung von ausländischen Pflegekräften nach Deutschland. Unter https://www.faz.net/aktuell/wirtschaft/thema/pflege finden Sie viele spannende Artikel!

Während der COVID-19-Pandemie wurde die wichtige Rolle von Pflegenden im Gesundheitswesen hervorgehoben. Plötzlich waren wir „systemrelevant" und gehörten in den elitären Kreis der „kritischen Infrastruktur". Der zu Beginn sicherlich aufrichtig gemeinte Applaus für die Menschen im Gesundheitswesen verstummte allerdings und seine ursprüngliche Intention verlief im Sande. Wir fühlten uns „ausgeklascht", da nach den großen Versprechungen (z. B. Einmalzahlungen für *alle* Pflegenden) nur ein unüberschaubarer Flickenteppich an Maßnahmen statt spürbares Handeln folgte. Zudem sprachen leider in den Medien häufig andere Berufsgruppen über uns, was zusammen mit den Entscheidungen der Politik eher Unmut innerhalb der Berufsgruppe erzeugte.

Allerdings ist dies nur eine Seite der Medaille. Grundsätzlich wird der Pflegeberuf in der Gesellschaft immer wieder unterschätzt und unterbewertet. Trotz ihrer unerlässlichen Rolle im Gesundheitswesen werden Pflegekräfte oft als „unterstützendes Personal" angesehen, während die meiste Aufmerksamkeit auf Ärzte und andere Gesundheitsdienstleister gerichtet ist. Da jede Seite zwei Medaillen hat (Achtung Wortwitz!), gibt es natürlich auch hier verschiedene Perspektiven.

Wir können nun berechtigterweise sagen, dass im Gesundheitswesen einiges nicht in Ordnung ist. In den Bereichen Pflege, Medizin und Gesundheitsversorgung muss sich etwas umfassend verbessern: für die Menschen, die jeden Tag den Beruf ausüben und für die Menschen, die jeden Tag darauf angewiesen sind, dass ihnen geholfen wird.

In diesem Zusammenhang kommen wir zu zwei Fragen:

- Wie kann sich die Wahrnehmung des Pflegeberufes in der Öffentlichkeit verbessern?
- Welchen persönlichen Einfluss habe ich diesbezüglich als Pflegekraft?

Hier sind einige lösungsorientierte Ansätze mit konkreten Tipps:

2.1.1 Beteiligen Sie sich an der Gestaltung einer besseren Medienrepräsentation

Medien spielen eine entscheidende Rolle bei der Gestaltung der öffentlichen Meinung. Eine differenziertere, realistischere Darstellung der Pflege in Filmen, Fernsehen und Nachrichten könnte dazu beitragen, das Verständnis und die Wertschätzung für den Beruf zu erhöhen. Statt Pflegekräfte als Engel, Teufel, Helden oder Helfer darzustellen, könnten Medien deren Fähigkeiten, das benötigte Fachwissen und die Vielschichtigkeit ihrer Arbeit hervorheben. Wie kann das gelingen? Sicherlich arbeiten Sie nicht primär in der Medienlandschaft, drehen regelmäßig Serien, Dokumentationen oder Filme und dennoch sind hier ein paar Ideen für Sie:

- Wenn Ihnen ein Beitrag im Fernsehen auffällt, der ein verzerrtes Bild von unserem Beruf zeichnet, schreiben Sie einen Brief an die Redaktion.
- Wenn Sie von der Presseabteilung Ihres Arbeitgebers zu Ihrer Meinung oder zu einem Sachverhalt befragt werden, nutzen Sie diese Gelegenheit, sich kompetent und selbstbewusst zu präsentieren. Extratipp: Fordern Sie den Artikel zur Vorabansicht an und geben Sie den Text nur dann zur Veröffentlichung frei, wenn er Ihren Vorstellungen entspricht.
- Soziale Medien sind eine gute Möglichkeit, über den Beruf zu informieren:
  - Nutzen Sie Ihre Netzwerke, um konstruktiv zu diskutieren, kreative Lösungen für alltägliche Probleme vorzustellen und die schönen Momente in diesem Beruf aufzuzeigen.
  - Gründen Sie einen eigenen Kanal/Account und zeigen Sie, was in Ihnen steckt! Hier sind ein paar Beispiele von tollen Menschen, die bereits sehr erfolgreich auf Instagram Werbung für unseren Beruf machen: intensiv_hautnah, 112_suse, anaesthesiepflege_marburg, pflegehelden-community, metinlevindogru, dom_stark91und viele mehr.
  - Wenn Ihr Arbeitgeber sich in den sozialen Medien präsentiert, gestalten Sie diesen Auftritt möglichst mit.
    Zeigen Sie sich in Ihrem Bereich und geben Sie Einblick in Ihren Alltag bei der Arbeit.

Ein herausragender Vorteil der sozialen Medien ist die schnelle Verfügbarkeit und die große Reichweite, die Sie mit Ihren Beiträgen erreichen können. Das ist im gleichen Zusammenhang auch die größte Herausforderung. Wenn Sie Ihren Beitrag erst einmal veröffentlicht haben, dann ist dieser in der großen, weiten digitalen Welt nur sehr schwer wieder zu entfernen. Daher ist es wertvoll zu wissen, was Sie berücksichtigen sollten, *bevor* Sie einen Beitrag veröffentlichen.

Hierfür habe ich Stefan Schwark, Gesundheits- und Krankenpfleger und Referent im DBfK (Deutscher Berufsverband für Pflegeberufe) Nordwest e.V., für ein Interview gewinnen können. Er wird Ihnen aufzeigen, was Sie bei der Darstellung des Berufes in den sozialen Medien beachten sollten und welche Auswirkung diese auf ein Teamgefüge haben kann. Er hat maßgeblich an dem Zertifikatslehrgang Social Media Nurse® des DBfK Nordwest e.V. mitgearbeitet.

`https://sn.pub/ml8kks`

Info
Wenn Sie Fragen haben, Anregungen austauschen möchten oder sich für den Zertifikatslehrgang Social Media Nurse® des DBfK Nordwest e.V. interessieren, können Sie sich gerne an den DBfK Nordwest wenden. E-Mail: bildung-nordwest@dbfk.de

- Starten Sie einen eigenen Podcast! Wie geht das? Die Gründer des Podcasts uebergabe_podcast helfen gerne weiter. Unter www.uebergabe-podcast finden Sie alle Infos und Kontaktdaten. Hier sind Podcastempfehlungen für Ihre persönliche Weiterentwicklung:
    - ekg_podcast Der Podcast für Fach- und Funktionspflege
    - uebergabe_podcast Wir machen Pflege jeden Tag ein bisschen besser
    - EmpathieMANUfaktur ist der herzlichste Podcast zum Thema Empathie
    - TakeCare – Dein Pflege-Podcast (Thieme Gruppe)
- Drehen Sie selbst einen Film! Unmöglich? Nein, das ist machbar! Das Team der HumorPille® hat gemeinsam mit vielen Partnern und Freunden den Film: „1,7 Millionen – Ein Film für die Pflege" gedreht und auf einer bekannten Videoplattform hochgeladen. Scannen Sie den QR-Code und genießen Sie die humorvolle Satire!

```
https://sn.pub/1fg0tq
```

Info

Sie können gerne meine Seminaragentur HumorPille® kontaktieren und wir geben Ihnen einen Einblick in die Möglichkeiten, so ein Projekt umzusetzen. E-Mail: office@humorpille.de.

Die Auszubildenden des Kurses 18/21 der BG-Klinik Murnau haben ein beeindruckendes Filmprojekt „Vom ersten Atemzug" auf die Beine gestellt. Unter dem Motto „Pflege ist mehr als Du denkst!" haben sie in einem tollen Drei-Minuten-Video alle Facetten des Berufes dargestellt.

```
https://sn.pub/6hsl63
```

Info

Haben Sie Lust bekommen, ein eigenes Projekt zu starten? Wenn Sie erfahren möchten, was Sie für die Realisierung tun müssen, auf was Sie achten sollten und welchen finanziellen Spielraum Sie benötigen, können Sie sich gerne an das Bildungszentrum der BG-Klinik Murnau wenden.

Ein Film im Auftrag des Ausbildungsverbundes Pflege der Region Forchheim e.V. wurde unter der Redaktion des Schulleiters der Berufsfachschule für Pflege, Herrn Andreas Schneider, erstellt.

Die Azubis zur Pflegefachfrau und zum Pflegefachmann zeigen, was es wirklich bedeutet, in der Pflege zu arbeiten. Ob im Krankenhaus, in der stationären und ambulanten Langzeitpflege oder in der Kinderkrankenpflege: In der generalistischen Ausbildung zur Pflegefachkraft geht es durch alle Bereiche und voll zur Sache!

`https://sn.pub/hlll0r`

Info
Wenn Sie Interesse haben, wie so ein Film realisiert werden kann und wie Sie die Unterstützung des Bayrischen Staatsministeriums für Gesundheit und Pflege bekommen, dann wenden Sie sich bitte an den Ausbildungsverbund Pflege der Region Forchheim.

Fachzeitschriften bieten ebenfalls eine Möglichkeit, sich und Ihr Wissen zu präsentieren. Werden Sie proaktiv und gehen Sie auf die Verlage zu, wenn Sie beispielsweise im Rahmen einer Fachweiterbildung eine Facharbeit verfasst haben.

- Der Springer Verlag bietet eine Vielzahl von Fachzeitschriften für beruflich Pflegende an. Es werden Ihnen sieben (!) verschiedene Möglichkeiten angeboten. Hier können Sie sich fortbilden und mit eigenen Artikeln beteiligen. Viel Freude beim Stöbern und Entdecken!
- Das offizielle Organ des Deutschen Berufsverbandes für Pflegeberufe e.V. (DBfK) ist die monatlich veröffentlichte Ausgabe *Die Schwester Der Pfleger*.
- Eine führende Fachzeitschrift für Intensivpflege und Anästhesie ist die *intensiv* des Thieme Verlages. Auch hier können Sie eigene Artikel einreichen und Themen vorschlagen.
- Das CNE.Magazin (ebenfalls im Thieme Verlag) bietet fünfmal im Jahr die Möglichkeit, sich fortzubilden. Zertifizierte Bildung für die Pflegenden steht im Vordergrund.

Sie sehen, es bietet sich eine Vielzahl an Möglichkeiten, sich auf der einen Seite zu informieren und fortzubilden und sich auf der anderen Seite persönlich mit Ihrer Expertise einzubringen. Informieren Sie sich online über die Angebote und nutzen Sie die breite Vielfalt!

2.1.2 Besuchen Sie Fachtagungen und Kongresse

Jährlich finden deutschlandweit unzählige Kongresse, Symposien und Fachtagungen statt. Verschiedene Berufsverbände laden jedes Jahr mit abwechslungsreichen Programmen dazu ein. Dazu gestalten medizinische Verlage, Arbeitsgemeinschaften und Kliniken mit viel Hingabe interessante Fortbildungstage. Viele davon sind berufsübergreifend, haben teilweise eine jahrzehntelange Tradition und adaptieren sich an die aktuellen Entwicklungen in der Pflege und der Medizin. Nutzen Sie diese großartige Möglichkeit, Ihr Fachwissen auf den neuesten Stand zu bringen. Nehmen Sie Ideen, neue Produkte für die Pflege und Anregungen für Ihren Arbeitsalltag mit in Ihren Bereich. Knüpfen Sie dort Kontakte zu Menschen, mit denen Sie sich austauschen können. Idealerweise stellen Sie Ihre neu gewonnenen Erkenntnisse und Erfahrungen Ihren Kollegen im Rahmen einer stationsinternen Fortbildung vor – dann haben alle etwas davon! Wie Sie dieses wertvolle und teambildende Instrument implementieren, erfahren Sie in Abschn. 9.3.1.

Hier ist eine kleine Übersicht von Kongressen, die regelmäßig stattfinden. Sie ist bei weitem nicht vollständig!

- Springer-Kongresse in Hamburg und Berlin
- DBfK-Kongresse und viele weitere Veranstaltungen des DBfK
- Fachmesse für Altenpflege
- Kongresse für außerklinische Intensivpflege, z. B. der KAI und der MAIK
- Symposium für Intensivmedizin und Intensivpflege in Bremen, über drei Tage, bis zu 5000 Teilnehmende
- Kongress der Deutschen Gesellschaft für Fachkrankenpflege (DGF)
- Kongress der Deutschen Interdisziplinären Vereinigung für Intensiv- und Notfallmedizin (DIVI)
- Kongress der Deutschen Gesellschaft für internistische Intensivmedizin und Notfallmedizin (DGIIN)
- Kongress der Deutschen Gesellschaft für Anästhesiologie und Intensivmedizin (DGAIN)
- Deutscher Pflegetag in Berlin, der größte Kongress für Pflege in Deutschland, ca. 10.000 Teilnehmende
- Deutscher Wundkongress Bremen (DeWu), jährlich über 4500 Teilnehmende

Zudem veranstalten viele Kliniken, Universitäten, Interessen- und Fachverbände jährlich Symposien. Schauen Sie sich im Internet gezielt danach um, Sie werden etwas für sich finden!

2.1.3 Präsentieren Sie Ihr Fachwissen!

Alle Veranstalter und Organisatoren dieser Tagungen suchen dafür Menschen, die sich beispielsweise bei der Arbeit mit spannenden Themen beschäftigen, durch eine Facharbeit eine Expertise erlangt haben oder durch Pflegeforschungsprojekte neue Erkenntnisse gewonnen haben. Für das Gelingen der Veranstaltungen brauchen sie, neben den Teilnehmenden, eben auch Referierende! Wenn Sie sich bei manchen Vorträgen denken: „Das könnte ich auch!" oder „Ich habe ein spannendes Thema, das hier genau passt!", dann setzen Sie sich mit den Veranstaltern in Verbindung und präsentieren Sie Ihre Ideen. Wer weiß, vielleicht verändert sich dadurch sogar Ihr Leben?!

> **Beispiel**
>
> Meine persönlichen ersten Schritte in der Erwachsenenbildung waren Seminare bei meinem damaligen Arbeitgeber. Dann wurde ich von der Bildungseinrichtung, an der ich meine Fachweiterbildung für Intensivpflege und Anästhesie absolvierte, auf einen Fachtag eingeladen. Ich sollte dort das Thema meiner Arbeit (Humor in der Pflege von brandverletzten Patienten) in einem 30-minütigen Vortrag präsentieren. Aufgeregt und mit einem Stapel Karteikarten stand ich vor 150 Menschen. Für mich völlig überraschend waren die Rückmeldungen auf meinen Beitrag sehr positiv und es folgten schnell viele Anfragen für weitere Vorträge und Seminare. Das war die Geburtsstunde meiner Seminaragentur, und mein beruflicher Werdegang hat ab diesem Zeitpunkt einen komplett anderen Weg eingeschlagen. Diese 30 Minuten im September 2012 veränderten mein Leben!

2.1.4 Veranstalten Sie einen eigenen Kongress!

Okay, spätestens jetzt denken Sie sich: „Matthias, jetzt drehst du aber durch …!" Gerade eben war ich noch Teilnehmer auf einem Fachtag, dann soll ich einen Vortrag vor hundert Menschen halten und jetzt einen eigenen Kongress organisieren? Es klingt, zugegeben, äußerst proaktiv! Es gibt jedoch Pflegende, die genau *das* gemacht haben! Ich habe Ihnen zwei herausragende Persönlichkeiten und deren Projekte mitgebracht:

> **Beispiel 1**
>
> 2017 wurde in Kassel ein langjähriger, erfolgreich durchgeführter Intensivpflegekongress aus personellen Gründen eingestellt. In Nordhessen gab es dadurch keine Möglichkeit mehr, eine Plattform für Intensivpflegekräfte für Vorträge, Workshops und zum Erfahrungsaustausch anzubieten. Anstatt diesen Umstand zu beklagen, gründeten engagierte Pflegekräfte und Interessierte den Verein für Pflegeentwicklung e.V. (VePKa e.V.) mit dem Ziel, einen zweitägigen Intensivpflegekongress in Kassel auszurichten! Unter Federführung der ersten Vorstandsmitglieder Detlef Eggers, Jutta Rüscher und Thomas Bollenbach fanden vier erfolgreiche Kongresse mit Gästen aus Deutschland und Österreich mit jeweils ca. 150 Teilnehmenden statt. Der Kasseler Intensivpflege Kongress (InKKa) wurde von fachlich versierten Referentinnen und Referenten unterstützt und geprägt! Nachdem das Klinikum Kassel sich entschieden hat, die Kasseler Intensivpflegetage (kit) wieder in Eigenregie durchzuführen, besteht derzeit kein Bedarf für einen zweiten Kongress. Die derzeitigen Vorstandsmitglieder Marcel Ansorge, Roger Mansfeld und Thomas Bollenbach haben entschieden, den InKKa ruhen zu lassen und wieder tätig zu werden, wenn es erneut kein Kongressangebot für Intensivpflegende in Kassel gibt. Der Verein freut sich, wenn auch andere Pflegekräfte initiativ werden und Veranstaltungen in Eigenregie organisieren möchten. Dafür steht er gerne mit Rat und Tat zur Seite. Sie erreichen ihn unter: vepka@gmx.de.

Das zweite Beispiel verdeutlicht noch einmal, welch enormes Potenzial in der Auswahl des richtigen Themas für die Facharbeit im Rahmen einer Weiterbildung steckt. Ich durfte die beeindruckende Jessica Diehm kennenlernen, ihren eignen Kongress erleben und dort auch Vorträge halten. Wie ist der Weg von einer Facharbeit zu einem eigenen Kongress?

> **Beispiel 2**
>
> Was als Projektarbeit im Rahmen der Weiterbildung zur Stationsleitung für Jessica Diehm 2015 begann, ist heute eine großartige Erfolgsgeschichte! Inzwischen organisiert die Fachkrankenschwester für Intensivpflege und Anästhesie neben ihrer Arbeit im Klinikum Bayreuth über ihre eigene Beratungsagentur „Diehmotion" mit ihrem Team das Bayreuther Intensivsymposium. Jährlich begeistert sie über 200 Teilnehmende! Alle Informationen rund um das tolle Event finden Sie unter www.sym-bt.de. Wenn es Sie interessiert, wie das alles funktionieren kann, ob Jessicas Tag auch nur 24 h hat und was Sie von ihr lernen können, dann schreiben Sie einfach eine Mail an hallo@jessica-diehm.life.

Hier erfahren Sie noch einmal ausführlich Jessicas Geschichte. Sie hat sich dankenswerterweise am Vorabend ihres Symposiums für dieses Video Zeit genommen. Viel Freude damit!

https://sn.pub/eq2arw

2.1.5 Verändern Sie das Bild der Pflege in der Öffentlichkeit

Viele Menschen wissen nicht, wie vielfältig und anspruchsvoll die Arbeit in der Pflege sein kann. Bildungsinitiativen, die den Pflegeberuf genauer darstellen und erklären, könnten dazu beitragen, dieses Wissensdefizit zu beheben:

- Wenn Ihr Arbeitgeber Pflegefachtagungen oder Zukunftstage (Girls' Day und Boys' Day) plant, beteiligen Sie sich gern. Geben Sie einen realistischen Einblick in Ihren Alltag.
- Wenn es die Möglichkeit gibt, an Informationsveranstaltungen in Schulen teilzunehmen, nutzen Sie die Gelegenheit, um den Vorbehalten oder Bedenken anderer mit Wissen und Kompetenz zu begegnen.
- Sie können sich, wenn es die Möglichkeit in Ihrem Bundesland gibt, in einer Pflegekammer engagieren.

Welche Aufgaben haben Pflegekammern? Was kann die Kammer leisten und was nicht? Warum ist die Etablierung von Pflegekammern für die Teamarbeit so wichtig?

Ich habe diese und andere Fragen mit Carsten Hermes, Fachkrankenpfleger und Mitglied im Führungsteam der Pflegekammer in Nordrhein-Westfalen, erörtert. Das Interview können Sie sich hier anschauen:

https://sn.pub/m35t2x

Sie sehen, dass es durchaus Möglichkeiten gibt, den Beruf medial in einem neuen Licht erstrahlen zu lassen. Sie müssen das Rad nicht neu erfinden. Schauen Sie sich um, wie und was andere bereits erreicht haben, und picken Sie sich das Beste für sich heraus.

Kennen Sie die drei Buchstaben des Erfolges? Nicht? Okay, hier sind sie: TUN! Was ich sagen möchte: Jede und jeder kann sich aktiv für eine positive Darstellung unseres Pflegeberufes einsetzen. Um es mit Erich Kästner's[1] Worten zu sagen: „Es gibt nichts Gutes. Außer man tut es!"

2.2 Die Darstellung und Wahrnehmung des Pflegeberufes im interprofessionellen Team

Wir als Pflegefachpersonen sind ein unverzichtbarer Bestandteil des medizinischen Teams. Wir sind meist die ersten und letzten Fachleute des gesamten Therapieteams, die die Patienten während ihres Aufenthaltes in der Klinik sehen. Wir sind *die* Bezugspersonen für die Patienten, geben Medikamente, sind *die* Experten in der Wundversorgung, überwachen und beurteilen die Vitalparameter, den Ernährungs- und Allgemeinzustand, um nur einiges zu nennen. Wir sind die „kommunikative Zentrale" zwischen allen am Heilungsprozess beteiligten Fachrichtungen. Ohne Pflegekräfte könnten viele medizinische Prozesse nicht effektiv funktionieren. Oder, um es etwas poetischer auszudrücken: Wir sind manchmal die Anwälte der Patienten, der Wachposten an der Schamgrenze, zeitweise auch Dolmetscher, Koch oder Tänzerin.

Im Alltag, beispielsweise während der ärztlichen Visite, läuft es sehr unterschiedlich ab. Es gibt Abteilungen, in denen das Arbeiten auf Augenhöhe mit allen Berufsgruppen zur Selbstverständlichkeit gehört. Leider finden sich auch immer noch Bereiche, wo Ärzte in der Visite vorneweg gehen und den konstruktiven Austausch mit anderen Professionen scheuen und eine Pflegekraft lediglich mit Patientenakten auf dem Arm nebenherläuft. Dazu gehören aber immer zwei Parteien! Werden Sie genau jetzt aktiv und kommen Sie in das TUN! Leben Sie ein pflegerisches Selbstverständnis, indem Sie die Organisation der Visite mit allen Beteiligten neu sortieren. Verbindliche Zeiten und veränderte Abläufe gehören zu diesem Prozess dazu. Das Ziel sollte sein, dass der große Erfahrungs- und Beobachtungsschatz und die über Jahre erworbene Menschenkenntnis aus dem pflegerischen Bereich für das Wohl der Patienten täglich im Zusammenspiel mit allen Professionen genutzt werden.

> **Merksatz**
> So wie wir uns darstellen, so werden wir wahrgenommen!

Setzen Sie sich im Team geschlossen dafür ein, respektvoll wahrgenommen zu werden. Wie schnell und fast beiläufig die Kompetenz untergraben werden kann, habe ich, Matthias Prehm, im Rahmen meiner Fachweiterbildung erfahren:

> **Beispiel**
>
> Ich war während meiner Fachweiterbildung für Intensivpflege und Anästhesie in einem anderen Krankenhaus tätig. Ein Patient wurde vom Transportdienst von der Röntgenabteilung wieder auf die Intensivstation gebracht, allerdings waren die dazugehörigen Röntgenbilder leider in der Röntgenabteilung geblieben. (Es wurde damals noch nicht digitalisiert!) Als ich dort anrief, meldete ich mich mit: „Prehm, Intensivstation, guten Tag. Gerade eben war Herr XY bei Ihnen zum Röntgen-Thorax. Ist die große Tüte mit seinen Röntgenbildern noch bei Ihnen?" Nach ein paar Sekunden kam die Antwort: „Ja, die ist hier." Ich: „Können Sie diese bitte auf die Intensivstation schicken?" Die Antwort der Kollegin war erstaunlich: „Schicken Sie doch einfach einen von der Pflege runter, dafür sind die ja da." Ich antwortete instinktiv: „Nein, dafür sind wir nicht da. Wir haben hier kritisch kranke Patienten. Veranlassen Sie bitte, dass die Bilder zu uns gebracht werden. Vielen Dank!"

Selbstständiges und verantwortungsbewusstes Einsetzen und Starkmachen für die eigenen Belange sind wichtig bei den täglichen Herausforderungen. Erwarten Sie nicht, dass andere etwas für Sie tun. Kommunizieren Sie unpassende Verhaltensweisen im Team zeitnah, sachlich respektvoll und direkt mit den beteiligten Personen. Seien Sie sich im Team einig, dass Sie sich entschlossen für Ihre Belange einsetzen. Zeigen Sie Ihre fachliche und menschliche Kompetenz im Kontakt mit anderen Berufsgruppen, ob bei der Visite, im Austausch mit den Kollegen der verschiedenen Therapiebereiche oder wenn Sie beispielsweise einen Patienten auf eine andere Station bringen. Sie gestalten die Sicht auf den Pflegeberuf jeden Tag innerhalb Ihrer Einrichtung mit und Sie haben es in der Hand, eine starke Wirkung auf andere Professionen zu entwickeln.

2.3 Die Darstellung und Wahrnehmung des Pflegeberufes im privaten Rahmen

Vielen von Ihnen ist folgende Situation sehr bekannt: Sie lernen privat jemanden kennen und irgendwann kommt die Frage: „Sag mal, was machst du eigentlich beruflich?" Jetzt gibt es a) verschiedene Varianten zu antworten und b) verschiedene Reaktionen des Gegenübers:

Antwort	Reaktion
„Ich bin Krankenschwester."	„Oh, dass könnte ich aber nicht!" „Toll, dass es Menschen wie dich gibt!" „Muss man ja mögen, jedes Wochenende und an Feiertagen zu arbeiten." „Also anderen Leuten den Hintern abwischen, ich weiß nicht."
„Ich mache Änderungs-schneiderei."	„Aha, ok."

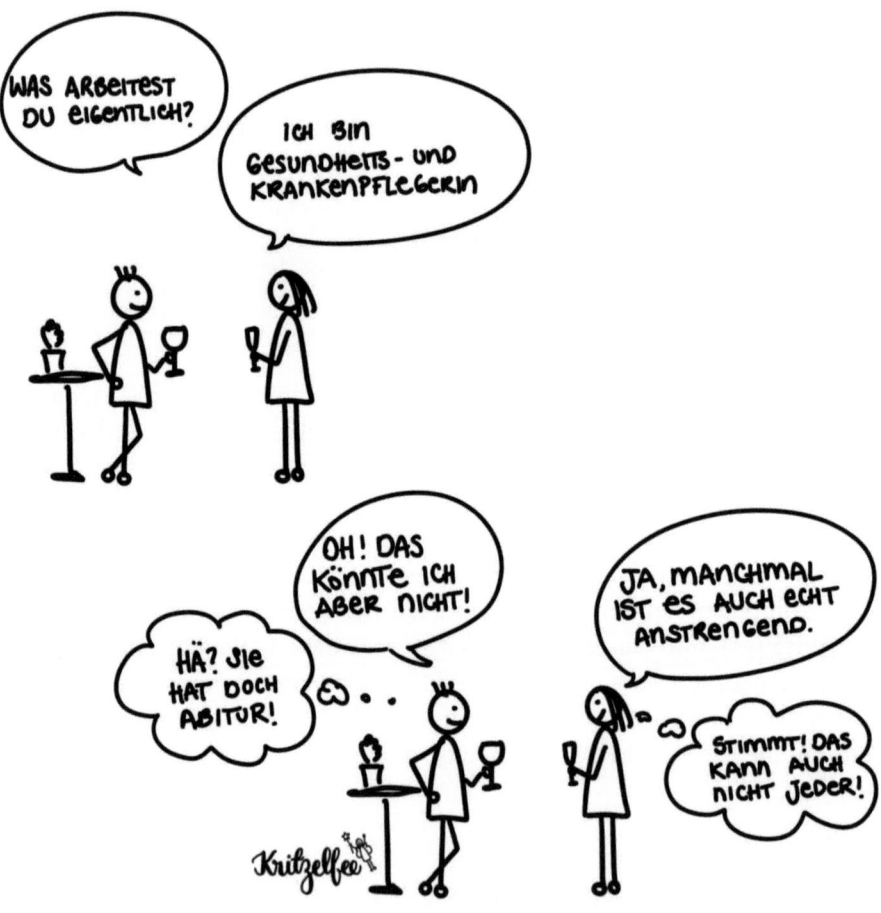

© Matthias Prehm, mit freundlicher Genehmigung

Was hier etwas humorvoll dargestellt wird, habe ich selbst erlebt.:

> **Beispiel**
>
> In den Seminaren der HumorPille® thematisieren wir häufig die persönliche Darstellung des Berufes. Eine Teilnehmerin überraschte mich mit ihrer Antwort: „Ich bin Rebecca und mache Änderungsschneiderei!"
> Auf die Nachfrage, warum sie nicht ihren wirklichen Beruf (Gesundheits- und Krankenpflegerin) nennt, kam die Antwort: „Dann kommen keine lästigen Äußerungen. Wenn ich aber Änderungsschneiderei sage, fragt niemand spontan, ob ich mal eben einen Reißverschluss einnähen könnte! Wenn ich Krankenschwester oder Ähnliches sage, werden mir ungefragt Körperteile gezeigt, ich werde nach Diagnosen gefragt oder mir werden die letzten schrecklichen Erlebnisse aus der Klinik erzählt."

Ich finde die Beweggründe der Teilnehmerin nur bedingt nachvollziehbar, denn ist es sehr bedenklich, wenn ich meinen Beruf verleugne. Wir sollten zu unserem Beruf stehen und eventuelle Konfrontationen nicht scheuen.

Lösungsvorschlag gefällig? Legen Sie sich passende Antworten zurecht! Ich habe Ihnen eine Tabelle erstellt, in der Sie verschiedene Reaktionen finden und mögliche Antworten. Zudem ist für Sie genug Platz, eigene Erlebnisse zu notieren und sich dementsprechende, für Sie passende Sätze zu überlegen, um im Ernstfall gekonnt zu kontern!

Siehe Online-Material am Ende des Kapitels: Tabelle Persönliche Erlebnisse

Idealerweise ignorieren Sie die Frage oder Pauschalaussage und antworten stattdessen mit einem sehr positiven Erlebnis von Ihrer Arbeit. Da diese oder ähnliche Reaktionen immer wieder kommen können, haben Sie die Möglichkeit, sich eine eigene „Schublade" mit Reaktionen oder Antworten zurechtzulegen. Diese Aussagen sollten zu Ihnen passen und können gerne zwischen humorvoller Ironie und Sachlichkeit variieren.

Der Reflexionsleitfaden kann Ihnen helfen, Ihre persönlichen Reaktionen zu hinterfragen. Eventuell finden Sie neue Möglichkeiten zu reagieren und führen sich vor Augen, warum Sie diesen schönen Beruf ausüben.

> **Tipp**
>
> Füllen Sie den Fragebogen in regelmäßigen Abständen wieder neu aus.

Siehe Online-Material am Ende des Kapitels: Reflexionsleitfaden

Die Tatsache, dass Sie häufig sehr überraschend die Sinnhaftigkeit Ihres Berufes darlegen müssen oder sich gar rechtfertigen sollen, warum Sie diese Tätigkeit ausüben, ist kein einzelnes Phänomen.

Sehr berührend, emotional und treffend hat die deutschlandweit bekannte „Spoken-Word-Künstlerin" Leah Weigand ihre Wahrnehmung auf den Berufsstand in ein Gedicht gefasst. Anlässlich ihres eigenen Examens zur Gesundheits- und Krankenpflegerin beschreibt sie ihre persönlichen Erfahrungen, Reaktionen und Erlebnisse in dem Gedicht „Ungepflegt". Nach der ersten Veröffentlichung gab es ein großes Medieninteresse. Leah hat das Gedicht und die Geschichte dahinter in vielen Talkshows und Sendungen vorgetragen und damit unserer Berufsgruppe tausendfach aus der Seele gesprochen.

Scannen Sie den nachfolgenden QR-Code und genießen Sie wortgewaltige Poesie mit Herz und Hirn. Vorsicht Gänsehautgefahr!

`https://sn.pub/3dildz`

Info
Wenn Sie mehr über Leah Weigand erfahren möchten, schauen Sie unter www.leah-weigand.de auf ihre Homepage.

Der Text des Videos ist in ihrem sehr lesenswerten *Spiegel*-Bestseller-Buch *Ein wenig mehr wir* im Knaur Verlag erschienen.

Vielleicht empfehlen Sie Ihrem Gegenüber bei der nächsten Diskussion über das „Warum" Ihrer Arbeit dieses Video oder zitieren Sie einzelne Textpassagen, die Ihnen besonders gefallen.

2.4 Entwickeln Sie Berufsstolz

Grundvoraussetzung für die selbstbewusste, konstruktive und positive Darstellung des Berufes ist ein authentisch erlebter Berufsstolz. Über das große Thema „Berufsstolz in der Pflege" gibt es viele gute Bücher und etliche Kongresse haben sich damit beschäftigt. Dieser Stolz ohne jegliche Überheblichkeit ist eine wichtige Triebfeder für Engagement und Zufriedenheit bei der Arbeit. Unserer Meinung nach ist diese innere Haltung gerade in den herausfordernden und bedeutsamen Bereichen der Pflege elementar. Hier sind einige Schlüsselstrategien, die Ihnen helfen können, Ihren Berufsstolz zu entwickeln, zu pflegen und zu fördern:

Machen Sie sich bewusst, was Sie jeden Tag leisten
Die Vielseitigkeit unseres Berufes macht auch seine Attraktivität aus. Zugegeben, manchmal ist diese Vielseitigkeit nicht wirklich sexy, denn Sie alle kennen Tage, an denen nach einer erledigten Aufgabe gleich zwei neue hinzukommen. Sie alle müssen jeden Tag jonglieren. Nicht real mit Bällen, sondern mit Situationen und Emotionen, mit Diagnosen, Prognosen, pflegerischen Maßnahmen, Verbandwechsel, Mobilisation und vielem mehr! All das mit den uns anvertrauten Menschen, mit Aufnahmen, Verlegungen, Angehörigen, Krankmeldungen, Dokumentationen, dem Notfall in der drei, Übergabe, Anleitung für Auszubildende, Einarbeitung neuer Kollegen, CT-Transport, ach ja, nachher ist noch Fortbildung, und hast du eigentlich eine Pause gemacht?

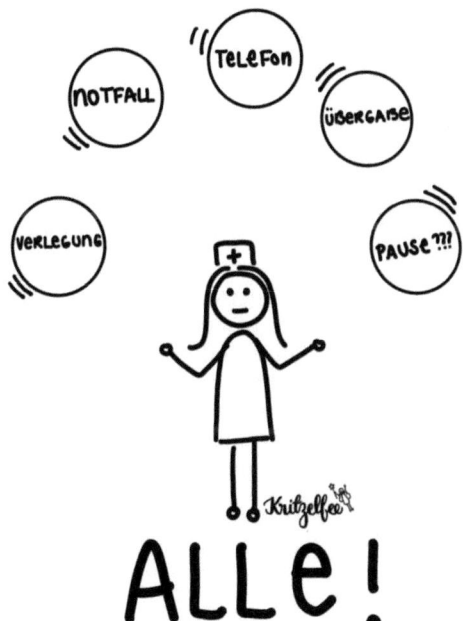

© Matthias Prehm, mit freundlicher Genehmigung

Sehen Sie! Sie können mit Sicherheit jonglieren!

Natürlich ist das nicht der ideale Dauerzustand und dennoch häufig Realität. Sie benötigen die Kompetenz der inneren Abgrenzung, nein zu sagen. Wenn Sie jemand fragt, ob Sie dieses oder jenes noch machen können, gibt es auch die Möglichkeit, mit einer Prise Ironie und einem freundlichen Lächeln zu sagen: „Natürlich gern, ich habe allerdings nur zwei Hände. Hätte ich drei, wäre ich beim Zirkus!"

Schärfen Sie Ihr Bewusstsein für den Wert und die Bedeutung der eigenen Arbeit – ebenso für die Arbeit Ihrer Kollegen – und äußern Sie dies selbstbewusst.

Wenn Sie Ihr persönliches Verhalten bei der Arbeit reflektieren möchten, ist an dieser Stelle der Fragebogen zur persönlichen Selbstreflexion zum Herunterladen und Ausfüllen empfehlenswert. Am besten beschäftigen Sie sich ca. alle drei Monate wieder mit dem Thema und evaluieren Ihr Verhalten erneut. Sie werden eine Veränderung bei sich und Ihrem Umfeld erkennen.

Siehe Online-Material am Ende des Kapitels: Fragebogen zur Selbstreflexion

Nutzen Sie positives Feedback von Patienten, Klienten und Heimbewohnern

Positives Feedback von Patienten und deren Familien ist sehr ermutigend und gibt die nötige Antwort auf eine grundlegende Frage: Warum arbeite ich eigentlich? Wichtig hierbei ist eine im Grunde selbstverständliche Fähigkeit: Anerkennung annehmen. Das liest sich erstmal sehr einleuchtend, dennoch habe ich persönlich folgende Situation erlebt:

> **Beispiel**
>
> Ein Patient sollte von der Intensivstation auf eine periphere Station verlegt werden. Es ging ihm gut und er saß auf einem Stuhl im Patientenzimmer und wartete auf den Transportdienst. Da bereits ein weiterer Patient zur Aufnahme angemeldet war, bereiteten eine Kollegin und ich das Zimmer vor. Einmalmaterial wurde planmäßig entsorgt und wir desinfizierten die Geräte und Kabel. Der Patient beobachtete uns und sagte zu meiner Kollegin: „Ich möchte mich bei Ihnen bedanken. Sie haben mich in dieser Woche, wo ich hier war, sehr gut betreut. Sie machen einen tollen Job!" Meine Kollegin desinfizierte weiter den Monitor und sagte mit dem Blick zur Wand: „Dafür bekomme ich ja auch mein Geld."

Hätte sie mit einem freundlichen „Vielen Dank! Die Arbeit mit Ihnen hat mir auch viel Freude bereitet. Ich wünsche Ihnen alles Gute!" geantwortet, wäre es so einfach gewesen, Stolz auf die geleistete Arbeit zu empfinden.

Sorgen Sie für sich selbst
Berufsstolz kann schwer erreicht werden, wenn Sie sich dauerhaft überfordert fühlen. Daher ist es wichtig, dass Sie persönliche Strategien für Selbstfürsorge und Stressmanagement entwickeln, um die eigene körperliche und emotionale Gesundheit zu pflegen. Lassen Sie nicht zu, dass die Dinge, die um Sie herum passieren, Sie übermäßig belasten und herunterziehen (können).

Hier sind Anregungen für Sie (weiter vertieft wird dieses Thema in Kap. 7):

- **Regelmäßige Bewegung**
  Ausreichend körperliche Aktivität ist ein bewährtes Mittel, Ihre Stimmung durch die Freisetzung von Endorphinen zu verbessern.
- **Gesunde Ernährung**
  Eine ausgewogene Ernährung hat einen großen Einfluss auf Ihre physische und emotionale Gesundheit. Sie kann entscheidend dazu beitragen, Ihr Immunsystem zu stärken und Ihre Energie aufrechtzuerhalten.
- **Ausreichend Schlaf**
  Unerlässlich für die Regeneration des Körpers und des Geistes ist guter Schlaf. Ein möglichst regelmäßiger Schlaf-Wach-Rhythmus trägt dazu bei, Ihre allgemeine Gesundheit zu verbessern. Wenn Sie in einem Drei-Schicht-System arbeiten, ist es umso wichtiger, dafür zu sorgen.
- **Grenzen setzen**
  Neben dem Aufladen der eigenen Batterien ist eine weitere Fähigkeit für die Selbstfürsorge elementar: Entfernen Sie sich von Menschen, die Ihnen Ihre Energie rauben oder, um im sprachlichen Bild zu bleiben, ziehen Sie diesen Personen den Stecker! Praktizieren und lernen Sie auch hierbei, „Nein" zu sagen, und stellen Sie sicher, dass Ihre Arbeit und Ihr Privatleben gut ausbalanciert sind.

Weitere Anregungen dazu finden Sie in Kap. 4. Selbstfürsorge ist wie das Aufladen eines Akkus. Achten Sie auf Ihre persönlichen Energiereserven!

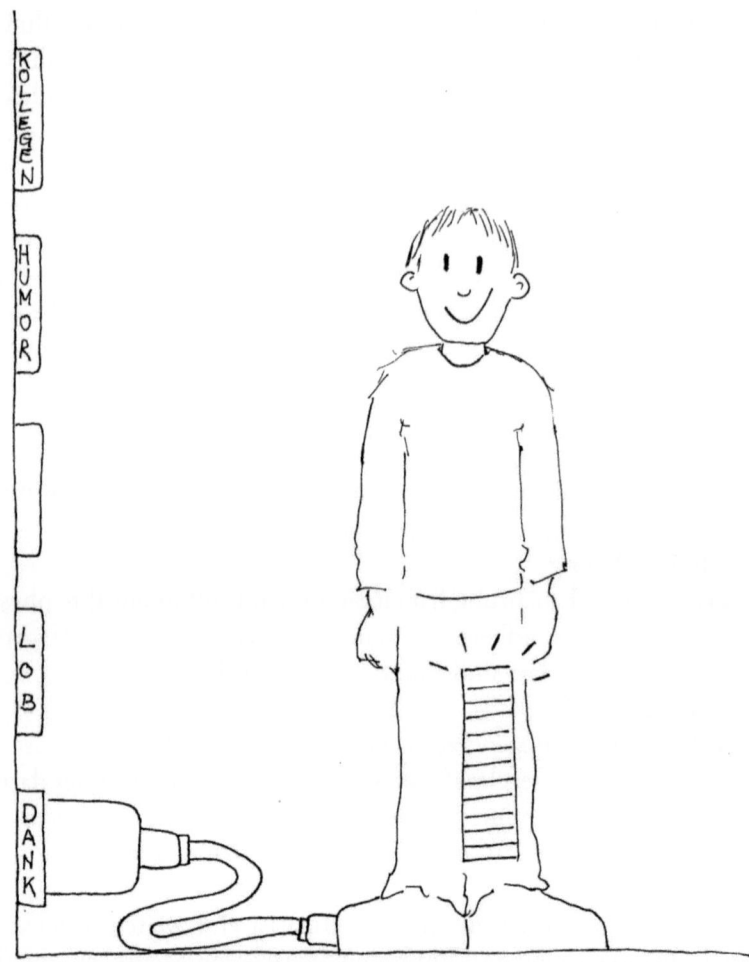

© Matthias Prehm, mit freundlicher Genehmigung

Suchen Sie sich positive Vorbilder und achten Sie auf Ihre innere Haltung
Die Arbeit mit erfahrenen Pflegekräften und das Erleben von positiven Vorbildern kann Ihnen helfen, Ihren eigenen Weg in diesem Beruf zu finden. Wenn Sie an den Anfang Ihres beruflichen Werdegangs zurückdenken, werden Sie sich sicherlich an prägende Persönlichkeiten (positiv wie negativ) erinnern.

> **Beispiel**
>
> Ich, Matthias Prehm, hatte während meines Zivildienstes in einem Krankenhaus das große Glück, gleich mehrere Menschen kennenzulernen, die im weiteren Verlauf meines Berufslebens für mich positiv prägend waren. Es gab eine selbstbewusste und sehr faire Stationsleitung, dazu ein Team, dass sich gegenseitig unterstützt hat. Zudem gab es zwei Krankenpfleger (einen waschechten Nordfriesen und einen syrischen Kollegen), die mir mit viel Humor, Empathie und Fachkenntnis ihre Freude am Pflegeberuf gezeigt haben. Der Gedanke „So möchtest du auch mal werden!" wuchs in mir. Daher entschied ich mich, die Ausbildung zum Krankenpfleger zu beginnen.
>
> Während der folgenden drei Jahre erlebte ich jedoch auch Menschen, die mit sich und dem Beruf sehr unzufrieden waren. Sie verbreiteten ihre schlechte Laune im Team, waren zu Patienten unfreundlich und destruktiv im Austausch mit anderen Berufsgruppen. Auch diese Kollegen wurden Vorbilder – so wollte ich nie werden.

Zudem haben Sie stets, bewusst oder unbewusst, eine Ausstrahlung auf Ihr Umfeld. Beispielsweise hören Ihre Kinder zu, was Sie beim Autofahren sagen. Die Patienten nehmen wahr, mit welcher Körperhaltung und Mimik Sie in das Zimmer kommen. Auszubildende merken, wie Sie in verschiedenen Situationen reagieren. Die Stimmung einer Stationsleitung kann Einfluss auf die Stimmung im Team haben. Sie merken: Sie wirken immer.

Wie es Paul Watzlawick[2] schon sagte: „Man kann nicht nicht kommunizieren!"

Sie sind stets ein Leuchtturm, der zum einen für jeden sichtbar ist und zum anderen eine Orientierungshilfe darstellen kann. Wenn Sie es schaffen, im oft trubeligen Arbeitsalltag den Kopf oben zu behalten, gelingt es Ihnen leichter, den Überblick zu bewahren und nach Lösungen zu suchen.

Sie haben den größten Einfluss auf Ihre innere Haltung. Das hört sich im ersten Moment logisch und einleuchtend an. Doch beim näheren Hinsehen lassen wir uns häufig von äußeren Faktoren leiten. Beispielsweise könnte ein schlecht gelaunter Kollege im Dienst ausreichen, um den ganzen Arbeitstag negativ wahrzunehmen. Vielleicht kennen Sie den Satz: Ein fauler Apfel verdirbt die ganze Kiste! Zum einen möchte ich nicht der faule Apfel sein und zum anderen will ich mich nicht von destruktiven Sichtweisen anderer beeinflussen lassen. Weil diese spezielle Thematik „Umgang mit toxischen Mitarbeitenden" sehr häufig im Arbeitsalltag zu finden ist, habe ich sie in verschiedenen Kapiteln aufgegriffen. Wie dieser Umgang gelingen kann, behandeln wir in Kap. 4 und Kap. 5.

Im Alltag braucht es Zeit und Mühe, seinen Berufsstolz zu entwickeln und zu pflegen. Allerdings sind Belohnungen in Form von Zufriedenheit, Motivation und Resilienz den Aufwand wert.

Was hat der eigene Berufsstolz mit einem starken Team zu tun und welche Einflüsse habe ich darauf? Zu diesem Thema habe ich Dr. German Quernheim (Krankenpfleger, Praxisanleiter und Autor) zu den Themen Burn-out, Zeitmanagement und Berufsstolz in der Pflege befragt. Er schildert in dem Interview sehr praxisnah, welche unmittelbaren Möglichkeiten wir haben, unsere positive Haltung zu bewahren und welche Wirkung dies innerhalb des Teams hat. Viel Freude mit diesem Video!

https://sn.pub/jpwq43

Info

Sie haben die Chance, unter www.german-quernheim.de mehr zu diesem sehr spannenden Menschen zu erfahren. German Quernheim ist das beste Beispiel dafür, welche Möglichkeiten es im Pflegeberuf gibt, sich persönlich weiterzuentwickeln. Er hat neue Maßstäbe in der Praxisanleitung geschaffen und ein viel beachtetes Videoportal für Praxisanleitende erstellt. Schauen Sie bitte unter www.anleiten2go.de und entdecken Sie über 100 (!) Stunden Fachwissen!

Meine Frau Katrin (Krankenschwester) und ich waren sehr glücklich, als unser Sohn Hannes eines Tages sagte, dass er Pflegefachmann werden möchte. Mittlerweile hat er seine Ausbildung erfolgreich absolviert und übt sehr zufrieden diesen Beruf aus. Im Gespräch mit anderen Pflegenden (meist mit Teilnehmenden während meiner Seminartätigkeit) kamen diesbezüglich neben positiven allerdings auch folgende bedenkliche Reaktionen: „Was? Er lernt auch diesen Beruf? Konnten Sie ihn davon nicht abhalten?", ein Praxisanleiter sagte einmal: „Wenn er mein Sohn wäre, würde ich ihm verbieten, diesen Beruf zu lernen!"

Wie soll es mit unserem Berufsstand besser werden, wenn wir mit dieser Einstellung Auszubildende negativ beeinflussen würden?

Am Ende der Ausbildung können sich die angehenden Pflegefachpersonen aussuchen, in welchem Bereich sie im Anschluss arbeiten möchten. Sie werden sich auf den Stationen bewerben, wo konstruktiv nach Lösungen gesucht wurde, wo ihnen etwas zugetraut wird und sie ein Team erlebt haben, in dem sie willkommen sind und respektvoll behandelt werden.

Wie wertvoll es ist, sich mit der nachfolgenden Generation zu beschäftigen und welchen Stellenwert ein funktionierendes Team gerade für junge Menschen hat, konnte ich in einem Interview mit Hannes Prehm und Erik Kubelke erfahren. Ihre persönlichen Erlebnisse sollen Ihnen aufzeigen, wie schon frühzeitig die Weichen gestellt werden können, um Auszubildenden die Lust auf diesen Beruf zu erhalten und sie gut in das Team zu integrieren.

https://sn.pub/nenvsc

Bei den vielen Herausforderungen und Belastungen, die dieser Beruf mit sich bringt, ist eine temporäre Unzufriedenheit durchaus nachvollziehbar. Sich beschweren und im Anschluss nichts ändern, ist einfach und leider erfolglos. Es ist wichtig, konstruktiv und gemeinsam im Team nach Lösungen zu suchen. Haben Sie den Mut, Dinge anzusprechen, die verbessert werden können. Sehen Sie sich dabei immer als einen wichtigen Teil der Lösung an! Schaffen Sie gemeinsam ein Umfeld, wo Neuankömmlinge sich wohlfühlen und Menschen mit viel Berufserfahrung weiterhin gern zur Arbeit kommen.

* * *

Sie haben es in diesem Kapitel sicherlich schon gemerkt: Ich möchte Sie ermutigen, offen für Neues zu sein. Suchen Sie nach neuen Ideen, Lösungen und Anregungen! Da die Herausforderungen im Alltag so vielfältig sind, benötigen wir alle eine Vielzahl von Kompetenzen, um zunehmend souveräner damit umgehen zu können.

Ich möchte Ihnen in diesem Zusammenhang eine der herausragendsten Persönlichkeit der deutschen Pflege vorstellen: Dr. Peter Nydahl. Während ich einmal sprichwörtlich „über den Tellerrand geschaut" habe, hat Peter sinngemäß seinen Blick durch die Küche schweifen lassen und ist dann aus dem Haus gegangen. Hier sind, neben seinen unzähligen Veröffentlichungen aus der Pflegeforschung weltweit, nur einige Beispiele: Er hat ein internationales Netzwerk zur Frühmobilisation gegründet, das Intensivtagebuch für Patienten auf Intensivstationen entwickelt und hat bahnbrechende Studien zu Nutzen und Risiken der Anwesenheit von Angehörigen auf Intensivstationen veröffentlicht.

Ich bin sehr stolz und dankbar, dass Peter sich die Zeit für ein Video genommen hat, um Ihnen offenzulegen, wie sein Weg verlaufen ist (vom Krankenpfleger bis zum Erhalt des Deutschen Pflegepreises für sein Lebenswerk vom Deutschen Pflegerat), welchen Stellenwert ein Team bei so einer Entwicklung hat und was Sie (bei Interesse) tun können, um Ihre eigenen Ideen zu realisieren.

`https://sn.pub/ag16v3`

Info

Sie möchten Kontakt zu Dr. Peter Nydahl aufnehmen oder haben Interesse, in einem seiner zahlreichen Netzwerke mitzuwirken? Kein Problem! Mit einer Mail an peter@nydahl.de werden Sie erfahren, dass fast alles möglich ist!

Notes

1. Kästner E (1950) Kurz und bündig: Epigramme. Atrium Verlag.
2. Paul Watzlawick, Janet H. Beavin, Don D. Jackson. Menschliche Kommunikation. Huber Bern Stuttgart Wien 1969, 2.24 S. 53.

3

Wie erfolgreiche Teamarbeit gelingt

3.1 Gibt es eine Definition der Teamfähigkeit?

Wo immer Menschen zusammenarbeiten, müssen sie kooperieren, debattieren und Kompromisse schließen. Es gehört zum Arbeitsalltag, Meinungsverschiedenheiten auszuhalten, sich mit den vorhandenen Strukturen zu arrangieren und mit Mut eigene Ideen einzubringen. Der Begriff der Teamfähigkeit wird häufig als Synonym für Gruppentauglichkeit genutzt. Also „tauge" ich in einer Gruppe etwas, wenn ich mich unterordne, einbringe und immer nett bin? Es ist weitaus vielschichtiger, erfolgreich in einer Gemeinschaft zu arbeiten. Die Begabung jedes Einzelnen zur effizienten Teamarbeit ist keine Charaktereigenschaft oder ein angeborenes Talent. Es ist mehr eine multifaktorielle Kompetenz, die sich idealerweise stets weiterentwickelt. Wichtig ist ebenfalls die *Bereitschaft*, konstruktiv mit anderen zusammenzuarbeiten. Dazu gehört die Erkenntnis, dass unterschiedliche Charaktere, Talente und Meinungen Vielfalt bedeuten und dass es unabdingbar ist, respektvoll miteinander umzugehen. Wir helfen uns gegenseitig, bringen eigene Ideen ein und finden Kompromisse. Wir können uns kritisieren, ohne den anderen zu verletzen und nutzen die Schwäche anderer Gruppenmitglieder nicht aus. Streit kann geschlichtet werden und wir erreichen gemeinsam das Ziel, wenn wir uns an Absprachen halten.

Bei diesen wichtigen und komplexen Ansätzen und Kompetenzen gibt es eine elementare Grundvoraussetzung:

> Ich bin bereit, mich in ein Team zu integrieren.

Damit ist ausdrücklich gemeint, dass jeder Mensch, der neu in eine bestehende Gemeinschaft kommt, den Willen haben sollte, ein Teil dieser zu werden. Integration gelingt nur, wenn der oder die Einzelne etwas dazu beiträgt. Wenn wir gemeinsame Aufgaben und Ziele erreichen möchten, kann dies mit ähnlichen Werten und Regeln gelingen. Wenn wir die Entwicklung eines gemeinsamen Verständnisses fördern, fühlen wir uns einer Gemeinschaft zugehörig. Es ist eine tägliche Aufgabe, sich mit seinen Stärken einzubringen, sein Potenzial zu entfalten und dabei authentisch zu bleiben.

Wenn ich persönlich gefragt werde, wie ich es geschafft habe, 16 Jahre auf einer Intensivstation für schwerbrandverletzte Patienten zu arbeiten, ist die erste Antwort: „Weil wir uns als Team verstanden haben." Mit meiner jahrelangen Arbeit auf der gleichen Station war ich keine Ausnahme. Viele meiner ehemaligen Kolleginnen und Kollegen haben 20 oder mehr Jahre Verbleib auf der gleichen Station in ihrer Vita stehen, einige kommen auf über 30 Jahre. Wie ist das möglich?

Beispiel

Meine Ehefrau hat es mit ihrem Hang, bestehende Sprichwörter ein bisschen zu verdrehen, einmal treffend beschrieben. Ich kam nach einem langen und anstrengenden Arbeitstag nach Hause und sie fragte: „Wie war dein Tag?" „Heute war viel zu tun, am Ende haben wir alles geschafft und es hat richtig Spaß gemacht", entgegnete ich. Nach einem kurzen Moment sagte sie: „Das ist bei euch echt super. Ihr zieht alle an einem Boot!"

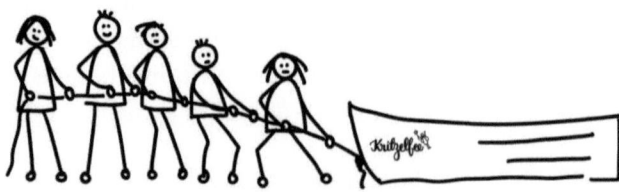

© Matthias Prehm, mit freundlicher Genehmigung

Hierbei ist hervorzuheben, dass damit ausdrücklich alle gemeint sind, die in Ihrer Einrichtung, Abteilung oder Klinik arbeiten. Ohne jede einzelne

Berufsgruppe wird das Ineinandergreifen von Prozessen und Abläufen für eine gute und sichere Patientenversorgung nicht funktionieren. Beispielsweise finden ohne die engagierten Kollegen vom Reinigungsdienst in der Klinik keine Operationen statt. Wir könnten diese Aufzählung von Zusammenhängen mit jeder Berufsgruppe durchspielen. Im Endeffekt ist die Versorgung von Menschen in kritischen oder lebensbedrohlichen Situationen eine Mannschaftsdisziplin und damit ist Teamfähigkeit eine wichtige Kompetenz. Von einem Team können wir bereits sprechen, sobald zwei Menschen eine gemeinsame Aufgabe haben oder ein gemeinsames Ziel verfolgen. Eine häufige Antwort im Bewerbungsgespräch auf die Frage nach den persönlichen Stärken lautet: „Ich bin teamfähig!"

Was steckt nun genau dahinter? Ist es *immer* wertvoll in einer Gruppe zu arbeiten, oder kann diese Einheit manchmal Nachteile mit sich bringen?

3.2 Nachteile und Herausforderungen der Teamarbeit

Auf den ersten Blick hat ein funktionierendes Team grundsätzlich Vorteile und dies kann durch entsprechende Entwicklung entstehen. Allerdings gibt es manchmal Schwierigkeiten, wenn weder die Zeit noch die organisatorischen Rahmenbedingungen diesen Prozess zulassen.

Herausforderung: kurzfristig zusammengestellte Teams
In der heutigen dynamischen Arbeitswelt entstehen Teams häufig spontan. Bedingt durch den Schichtdienst und eine Vielzahl von beteiligten Fachrichtungen ändern sich die Konstellationen und die Anzahl der möglichen Kollegen, mit denen man den Arbeitstag und die zu verrichtenden Aufgaben meistert. Hinzu kommt die Tatsache, dass kurzfristig hinzugerufene Arbeitskräfte aus dem Mitarbeiterpool oder der Arbeitnehmerüberlassung (Zeitarbeit/Leasingkräfte) die Teamformation meist zufällig entstehen lassen. Vergleichbare Situationen finden sich im Schockraum einer Notaufnahme, beim Rettungsdienst oder im Operationssaal.

Herausforderung: Insiderkommunikation/Fachtermini
Gerade in der Versorgung von Patienten und Heimbewohnern ist eine lückenlose, sachliche und klare Kommunikation unabdingbar. Aber sprechen alle im Team die gleiche Sprache? In diesem Zusammenhang ist die gesamte Bandbreite der Sprache gemeint: Nutzen wir die gleichen Fachtermini? Welchen Sprachschatz haben Mitarbeitende, deren Muttersprache nicht Deutsch ist? Sind „Insiderabkürzungen" effizient und hilfreich?

> **Beispiel**
> Während bei der Schichtübergabe für den einen der „HWI" einen klaren Hinterwandinfarkt bedeutet, denkt der andere an einen Harnwegsinfekt und der Dritte glaubt, der Patient kommt aus der Hansestadt Wismar! Und was hat diese Information eigentlich bei der Übergabe zu suchen ... Schnell besteht die Gefahr der Fehlinformation, wenn das Gesagte falsch oder nicht vollständig weitergegeben wird. Wer von Ihnen schon einmal „Stille Post" gespielt hat, weiß, wie es weitergeht: Aus dem Hamburger Patienten mit Herzproblemen wird der Herr aus Mecklenburg-Vorpommern, bei dem es beim Wasserlassen brennt.

Herausforderung: Zeitaufwand für Teamentwicklung

Damit aus verschiedenen Mitgliedern einer Arbeitsgemeinschaft eine Einheit wird, muss Zeit investiert werden. Einarbeitungskonzepte müssen erarbeitet und formuliert werden. Im Dienstplan ist eine Zuordnung für die neuen Kollegen oder die Auszubildenden notwendig und im Team werden Aufgaben so verteilt, dass die Praxisanleitung durchgeführt werden kann. In der Praxis sieht es manchmal so aus, dass die notwendige Zeit für eine gute Einarbeitung der neuen Kollegen oder Auszubildenen nicht eingeräumt wird. Bitte bedenken Sie: Wenn Sie sagen, dass Sie sich die Zeit nicht nehmen wollen, signalisieren Sie demnach: Etwas anderes ist mir wichtiger! Werden Sie hellhörig, wenn Sie diese oder ähnliche Sätze hören:

- „Bevor ich dir das gezeigt oder erklärt habe, mache ich es lieber selbst. Das geht schneller."
- „Ich zeige dir das mal schnell; wenn du Fragen hast, findest du mich im anderen Bereich."
- „Genau erklären kann ich das jetzt nicht, das kriegst du schon hin."

Nachteil: Die Mehrheit hat Recht

Die individuelle Meinungsbildung kann eingeschränkt sein, wenn bereits eine kollektive Entscheidung getroffen wurde. Was alle für richtig halten, wird wohl stimmen.

Es wird unterlassen, kritisch nachzufragen, und die Mehrheit entscheidet dann. Auf eine Analyse mit Sachverstand wird verzichtet und ein dynamischer Prozess im Keim erstickt. Diese Konformität bzw. dieser Gruppendruck zeigt sich meist dort, wo angepasstes Verhalten für die Zugehörigkeit zu einer Gruppe vorausgesetzt wird. Dieses Phänomen wurde in verschiedenen Studien untersucht. Eine der bekanntesten Studien ist von Solomon Ash aus dem Jahr 1951. Dabei sollten die Probanden verschiedene gerade Linien miteinander vergleichen und sagen, welche hinsichtlich ihrer Länge übereinstimmen. Es stellte sich heraus, dass der Gruppendruck die Einschätzung einer Person soweit beeinflussen kann, dass eine allem Anschein nach falsche Aussage dennoch als richtig bewertet wurde. Zudem wurde festgestellt, dass mit zunehmender Gruppengröße der Effekt verstärkt wird.[1]

Nachteil: Der Chef hat Recht
Wenn Teamarbeit mit vorbehaltlosem Unterordnen verwechselt wird oder der Mut fehlt, Sachverhalte infrage zu stellen und keine Vorschläge mehr unterbreitet werden dürfen, kann es passieren, dass Entscheidungen nach folgendem Motto gefällt werden: „Wer in der Hierarchie höher steht, hat automatisch Recht."

* * *

Alle geschilderten Herausforderungen und Nachteile sind überwindbar. Eine Schlüsselqualifikation hierfür ist eine offene, transparente und von gegenseitigem Respekt geprägte Kommunikation. In den folgenden Kapiteln werden verschiedene Aspekte näher beleuchtet, dass die Menschen mit verschiedenen Voraussetzungen, Zielen, Werten, Wünschen und aus unterschiedlichen Generationen zu einem Team werden. Seien Sie gespannt, was Sie alles entdecken können!

Note

1. Solomon, E. A. (1951): Effects of Group Pressure Upon the Modification and Distortion of Judgments. In: Guetzkow, H.: Groups, leadership and men; research in human relations. Oxford, England: Carnegie Press.

4

Teamerfolg durch Anerkennung – Wertschätzung in der Praxis

Kaum ein Thema wird so häufig als Schlüsselaspekt für erfolgreiche Teamarbeit genannt wie Wertschätzung. Zugleich ist der Mangel an entgegengebrachter Anerkennung bei vielen Mitarbeitenden der Auslöser für einen Wechsel der Abteilung oder des Arbeitgebers (siehe Gallup Studie[1] „State of the American Manager Report"). Ich beleuchte dieses wichtige Thema von allen Seiten und zeige die feinen Unterschiede zwischen Dankbarkeit, Lob und Respekt auf. Wie kann wertschätzende Anerkennung gelingen, damit sie bei Ihrem Gegenüber als solche aufgenommen wird? Wie können wir bei Respektlosigkeiten reagieren? Welchen Stellenwert hat Ihr eigenes Selbstwertgefühl bei diesem Thema? Warum haben wir manchmal das Gefühl, dass wir zu wenig Wertschätzung erhalten? Gemäß dem Titel eines Buches von Martin Walser *„Nichts ist ohne sein Gegenteil wahr"*[2] schauen wir uns dieses Thema auch von der anderen Seite an. Wonach *schätze* ich den Wert des anderen ein? Nach welchen Werten nehme ich diese grobe Einschätzung vor? Kann Wertschätzung auch manipulativ eingesetzt werden? Ist ein Lob immer passend? Sie sehen, Fragen über Fragen! Kommen Sie mit, wir machen uns auf den Weg …

Ergänzende Information Die elektronische Version dieses Kapitels enthält Zusatzmaterial, auf das über folgenden Link zugegriffen werden kann [https://doi.org/10.1007/978-3-662-71900-8_4].

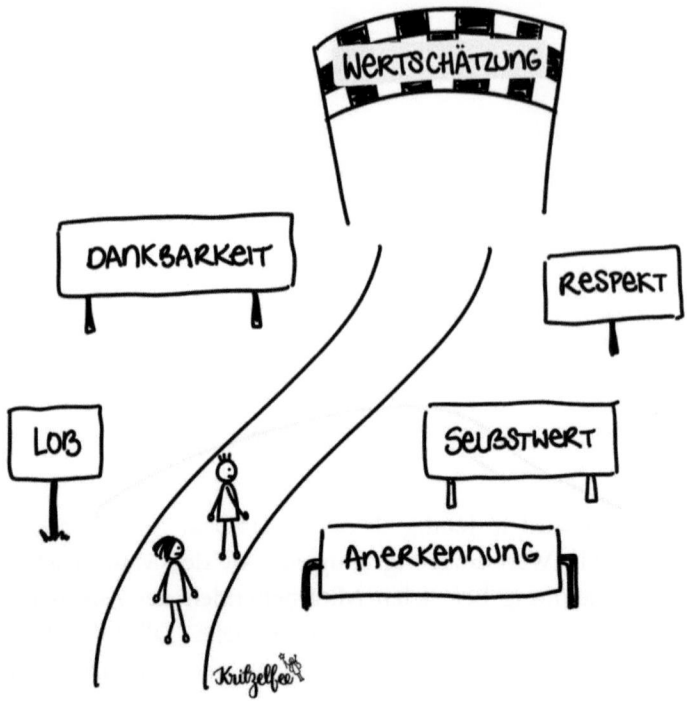

© Matthias Prehm, mit freundlicher Genehmigung

4.1 Warum Dankbarkeit so wertvoll für Ihr Team ist

In der Kindheit wurden wir dazu erzogen, „Bitte" und „Danke" zu sagen. Unzählige Male haben wir von den Eltern gehört: „Wie heißt es, wenn du etwas bekommst?". Reflexartig kam dann das Wort „Danke" über unsere Lippen. Wir haben dieses Verhalten gut üben können, denn wir waren weitestgehend darauf angewiesen, unsere Wünsche von anderen erfüllt zu bekommen. Es ist ein höfliches Dankeschön, manchmal auch als Floskel, das natürlich seinen Stellenwert in unserer Gesellschaft haben sollte. Nicht jedes „Danke" muss unbedingt vom tiefsten Inneren unseres Herzens kommen. Ihnen wird die Tür aufgehalten, der Dialog geht dann folgendermaßen: „Oh, das ist ja nett von Ihnen, vielen Dank!", „Bitte schön!" Das Ganze wird flankiert von einem Lächeln und beide Seiten gehen mit positiven Emotionen ihrer Wege. Es gehört zum Anstand, sich für kleine Gefälligkeiten in der Öffentlichkeit zu revanchieren.

4 Teamerfolg durch Anerkennung – Wertschätzung in der Praxis

In einem Team ist ausgedrückte Dankbarkeit (unabhängig davon, ob wörtlich, schriftlich oder als mitgebrachte Aufmerksamkeit) mehr als eine Frage des Anstandes und sollte mehr als eine Floskel sein. Es bedeutet: Wir wissen den Wert des anderen zu schätzen und erkennen an, was derjenige für uns tut oder getan hat. Wenn wir dieses Handeln anerkennen, tun wir uns und dem Team einen Gefallen.

Dankbarkeit als Wertschätzung kann seine Wirkung schnell verlieren, wenn es zu einer Phrase geworden ist. Es fehlt die Bedeutung und der persönliche Bezug. Wenn es „einfach so" ausgesprochen wird, kann es nicht authentisch wirken und kommt bei unserem Gegenüber nicht mit der Wirkung an, wie wir es uns wünschen.

Was können wir tun? Konkretisieren Sie das, was Sie Ihrem Gesprächspartner hoch anrechnen. Bedeutung und Authentizität entstehen, wenn wir die Dankbarkeit auf die Person und die Tat beziehen.

> **Beispiel**
> Wenn eine Kollegin mir eine umfassende und strukturierte Übergabe eines Patienten gemacht hat, kann die Wertschätzung lauten: „Danke, schönen Feierabend."
> Oder so:
> Ich schaue meiner Kollegin in die Augen und sage: „Danke für die gute Übergabe. Du schaffst es, die wichtigsten Dinge klar zu benennen und auf den Punkt zu bringen. Jetzt habe ich einen kompletten Überblick. Ich wünsche Dir einen schönen Feierabend."

Dadurch hat die Kollegin erfahren, dass ich sie *und* ihre Arbeit schätze. Eine handschriftliche Notiz würde in diesem Zusammenhang die Wirkung noch verstärken!

Dankbarkeit und der damit verbundene Respekt sollte sich nicht nur auf die geleistete Arbeit oder ein Geschenk beziehen. Behalten Sie den ganzen Menschen im Blick. Schätzen Sie den Wert der Kollegin, die als alleinerziehende Mutter alles für ihre Familie tut. Der Kollege, der stets eine gute Stimmung verbreitet, ist ebenso wertvoll wie diejenige, die in schwierigen Situationen den Überblick behält. Wenn Sie ihre empfundene Dankbarkeit konkret in Worte fassen und gezielt an die jeweilige Person richten, wird die Wirkung noch verstärkt.

Sie können es sich sicherlich schon denken: Der eben beschriebene Effekt wurde *natürlich* in Studien erforscht. Ja, es gibt Dankbarkeitsforscher! Genauso wie es Glücks-, Lach- und Humorforscher gibt!

Die Wirkung und die verschiedenen positiven Effekte der Dankbarkeit auf das Umfeld und auf einen selbst konnten 2003 der Dankbarkeitsforscher Michael McCullogh und Robert Emmons[3] zeigen: In der Studie wurden zwei Gruppen gebildet. Die Teilnehmenden der ersten Gruppe sollten sich einmal in der Woche mit Dingen beschäftigen, für die sie dankbar sind. In der zweiten Gruppe haben die Teilnehmenden sich wöchentlich Gedanken darüber gemacht, was sie in der vergangenen Zeit geärgert hat. Die Menschen in der ersten Gruppe waren im Vergleich zur zweiten optimistischer, hatten weniger psychische und körperliche Beschwerden, waren sportlich aktiver und hatten eine positivere Einstellung zum Leben.

Sicherlich kennen Sie Personen, denen es scheinbar sehr schwerfällt, das Wörtchen „Danke" zu äußern. Woran kann das liegen?

Einige Menschen sind mit anderen Normen und Werten aufgewachsen und erzogen worden. Sie haben es schlichtweg nicht gelernt und es ist ihnen von den Eltern nicht vorgelebt worden, sich für die Bemühungen und Unterstützung anderer zu bedanken. Manchmal hieß das pädagogische Konzept „Erziehung durch Strenge und Verzicht". Dabei wurde nur auf Mängel und Fehler hingewiesen, die Bestrafung erfolgte dementsprechend. Anerkennung, Dankbarkeit und Lob erhielten die Kinder nur bei besonders außergewöhnlichen Leistungen. Dennoch gibt es eine gute Möglichkeit, diesen grundsätzlich negativen Gedankengang in eine positive Wahrnehmung zu verändern:

> **Eine kleine Achtsamkeitsübung**
>
> Wir starten mit einer simplen Frage: Was fällt Ihnen an den Rechenaufgaben in der Abbildung auf?
>
>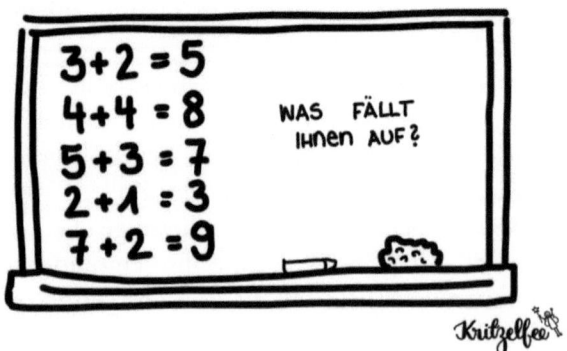
>
> © Matthias Prehm, mit freundlicher Genehmigung
>
> Im Seminar sagte eine Teilnehmerin: „Eine Aufgabe ist falsch!" „Okay", sagte ein anderer Teilnehmer, „welche?" Genau mein Humor!! Gut, zurück zur Übung …

Sicherlich ist Ihnen zuerst das mittlere, falsche Ergebnis aufgefallen. Das ist auch völlig normal, sinnvoll und nachvollziehbar. Niemand ruft den Pannendienst an und sagt: „Drei Reifen haben noch genug Luft. Der eine ist platt, aber nur unten!"
Die Pointe dieser Achtsamkeitsübung lautet: Die anderen vier Aufgaben sind richtig!
Bitte betrachten Sie stets die gesamte Situation!

Beispiel

Sie hatten einen anstrengenden Spätdienst. Ein Kollege war krank, es kam viel Unvorhergesehenes dazwischen und Sie freuen sich auf den verdienten Feierabend. Zu Hause angekommen, könnte die Unterhaltung so lauten: „Hey Schatz, wie war dein Dienst?" „Ach hör' auf! Thorsten war wieder krank, dazu haben wir sieben Patienten aufgenommen!"
Oder Sie sagen: „Heute war wieder richtig viel zu tun, dazu mit einem Kollegen weniger. Weil Sandra, Metin und ich uns gut aufgeteilt haben, wurden wir rechtzeitig fertig."

Die falsche Rechenaufgabe steht hier sinnbildlich für die alltäglichen Widrigkeiten des Lebens. Dies kann der Stau auf der Fahrt zur Arbeit sein, die Krankmeldung eines Kollegen oder eine leere Medikamentenschachtel im Schrank. Die vier richtigen Berechnungen hingegen stehen für die vielen Situationen, bei denen alles in Ordnung war. Der Fehler muss richtiggestellt, geklärt oder durch einen Perspektivwechsel anders betrachtet werden.

Wirklich wohl in einem Team fühlen wir uns, wenn alle fünf Aufgaben richtig sind. Wo Sie dabei ansetzen, ist unerheblich. Wichtig ist dabei, dass alle Beteiligten eine Lösung wollen und irgendwann ein richtiges Ergebnis am Ende steht.

Ein weiterer möglicher Grund für mangelnde Dankbarkeit ist meiner Ansicht nach die häufige Ablenkung z. B. durch soziale Medien und eine dadurch verursachte Gedankenlosigkeit und fehlende Achtsamkeit. Diejenigen sind auf etwas anderes konzentriert und denken nicht darüber nach, wie andere sich fühlen, was gerade um sie herum passiert und was ihr Gegenüber braucht. Manche betrachten es wiederum als eine Selbstverständlichkeit und als natürliches Recht, das andere etwas für sie tun.

Auf der anderen Seite bedanken sich Menschen manchmal überschwänglich. Hier gibt es verschiedene Motive: Diese Menschen sehen sich in einer Bringschuld. Das Verhältnis zwischen Geben und Nehmen ist gestört. Sie möchten es damit wieder ausgleichen. Manche glauben auch, dass sie den

Dank und die Unterstützung nicht verdient haben. Es ist ihnen unangenehm, was andere ihretwegen geleistet und geopfert haben. Dabei vergessen sie vielleicht, dass sie ebenso hilfsbereit sind.

Ein authentisches „Danke" kann sehr viel Positives für ein Team bewirken. Ein Netzwerk von Menschen, die sich gegenseitig unterstützen, wo ein Gefallen nicht als selbstverständlich angesehen wird und sich über ein Dankeschön aufrichtig gefreut wird, kann in jeder Lebenssituation hilfreich sein, im beruflichen sowie im privaten Kontext.

Auch hier kann eine kleine Achtsamkeitsübung helfen, das Wörtchen „Danke" in Ihren täglichen Sprachgebrauch zu etablieren:

> **Übung**
> Bedanken Sie sich zwei Monate lang bewusst, wenn andere Menschen Ihnen etwas Gutes tun. Nach dieser Zeit wird es eine Gewohnheit für Sie werden, sich für früher alltägliche Dinge zu bedanken.

4.2 Entwickeln Sie eine Lobkultur!

„Nicht gemeckert, ist gelobt genug!" Genau diese oder eine ähnlich klingende Redewendung höre ich während des Seminars fast regelmäßig, wenn wir auf das Thema Lob und Lobkultur im Team zu sprechen kommen. Dabei ist dies unabhängig davon, in welchem Bundesland oder deutschsprachigen Ausland ich mich gerade befinde. Der einzige Unterschied ist der jeweilige Dialekt! Hierbei wird deutlich, dass es weit verbreitet ist, ausschließlich Missstände und Fehlverhalten zu kommunizieren. Wenn etwas gut funktioniert und nach Plan läuft, wird es häufig nicht erwähnt. Sie erkennen hier ein ähnliches Verhaltensmuster wie bei dem oben gezeigten Beispiel mit den Rechenaufgaben.

Dabei kann Lob etwas sehr Schönes sein, denn es gibt eine Bestätigung für die eigene Leistung. Diese Anerkennung auf Augenhöhe bewirkt genau das Richtige, wenn Sie Folgendes beachten:

Konkretisieren Sie Ihr Gesagtes
Ähnlich wie bei der Dankbarkeit entfaltet ein konkretes Feedback eine vollkommen andere Wirkung als ein unspezifisches Lob. Das Zweite ist lediglich eine positive Beschreibung des Verhaltens, während die spezifische, authentische und angemessene Wertschätzung der Ausdruck innerer Beweggründe ist.

> **Beispiel**
> Sie können nach der Mobilisation eines Patienten zu Ihrem Kollegen sagen: „Das lief richtig gut. Der Patient fühlte sich bei dir sicher und sitzt jetzt stabil im Stuhl."
> Wenn Sie Ihren nächsten Dienstplan erhalten, können Sie ein Lächeln in das Gesicht der Stationsleitung zaubern: „Der neue Plan ist super! Schön, dass du meine Wunschdienste berücksichtigt hast!"

Der Satz „Das haben sie gut gemacht" ist wenig konkret und kann bei hierarchischen Statusunterschieden zudem als herablassend wahrgenommen werden. Es wird nur das Ergebnis erwähnt, nicht die Mehrarbeit, die zu dem guten Ergebnis geführt hat. Ein Lob ohne die Anerkennung der Bemühungen kann leicht missverstanden werden. Der Satz „Der Verband sieht sehr gut aus. Vielen Dank dafür" ist eher hierarchieneutral und nachhaltiger.

Bleiben Sie authentisch
Ich persönlich habe nie einen Auszubildenden nach der Visite zu den ärztlichen Kollegen sagen hören: „Die Visite war sehr gut. Inhaltlich habe ich nichts anzumerken. Didaktisch, das wissen Sie sicher selbst, haben Sie Luft nach oben. Aber mein Einsatz auf dieser Station geht noch sechs Wochen. Wenn Sie da Fragen haben, kommen Sie gern auf mich zu!" Sie haben den ironischen Haken entdeckt: asymmetrische Kommunikation durch mangelnde Augenhöhe und Authentizität.

Ein Lob sollte zudem inhaltlich angemessen und passend sein. Wenn Sie nach jedem Dienst applaudierend und mit den Worten „Es war toll mit euch! Ihr seid Klasse! Bis morgen, ich freue mich!" durch die Station gehen, glaubt es Ihnen niemand.

Unterschiedliche Arten, mit einem Lob umzugehen
Es gibt Menschen, die für die alltägliche Arbeit gar kein Lob erwarten. In Hamburg ist ein „Da nich für!" und in Bayern ein „Passt scho" weit verbreitet. Da wir alle unterschiedlich sind, gilt es dies zu akzeptieren.

Die Tatsache, dass einige Personen nur schwer ein Lob annehmen können, ist ebenfalls bemerkenswert. Begründet ist dies manchmal in dem pädagogischen Ansatz in ihrer Kindheit oder in einem fehlenden Selbstwertgefühl.

Mögliche Kehrseiten von Lob
Manchmal bewirkt ein ausgesprochenes Lob beim Gegenüber das Gegenteil des Intendierten. Woran kann das liegen?

- Wir werden gelobt für etwas, was wir geleistet haben, für ein bestimmtes Verhalten oder eine Meinung. Das Lob bezieht sich auf ein Ereignis der Vergangenheit und stellt eine Bewertung von außen dar. Es gibt eine Person (der/die Lobende), die ein Ereignis einschätzt, ein positives Urteil über die erbrachte Leistung fällt und damit gleichzeitig über die Person. Damit stehen beide nicht auf der gleichen hierarchischen Ebene und ein Lob kann gönnerhaft und von oben herab wirken.

Wenn Lob als Belohnung verstanden wird, besteht die Gefahr, dass Menschen sich nur noch um des Lobes willen bemühen. Dabei hält ein pauschales Lob als Form der extrinsischen Motivation nicht lange vor..

- Natürlich können die Vorgesetzten die Mitarbeitenden allgemein als „gutes Mitglied des Teams" erwähnen. Wenn dies allerdings regelmäßig und ohne triftigen Grund geschieht, kann sich das ins Negative verkehren: Entweder durch Gewöhnung und sich nicht wertgeschätzt Fühlen, wenn das Lob einmal ausbleibt. Oder es wird als Ironie oder Manipulation empfunden, insbesondere dann, wenn es objektiv keinen Grund für ein Lob gibt.
- Wenn ein Lob mit der Bitte um einen Gefallen („Sie können das doch so gut!") verknüpft wird, kann es einen negativen Beigeschmack haben; ebenfalls bei einer versteckten Kritik: „Die Übergabe war prima, aber …". Kein Wunder, dass die angesprochene Person erst einmal skeptisch ist und die Anerkennung abwiegelt!

4.3 Wie ein respektvolles Miteinander gelingt

Um sich dem sehr weitläufigen Gebiet von Respekt, Respektlosigkeit und dem Umgang damit zu nähern, lohnt sich der Blick auf die Wortherkunft. Von dem lateinischen *respicere* (*spicere*: schauen, *re*: zurück) leitet sich der Begriff „Rücksicht" ab: etwas oder jemanden zu achten, anzuerkennen oder gelten zu lassen. Im französischen Sprachgebrauch bedeutet *grand respect* Hochachtung. Wir sollten also Achtung vor etwas oder jemandem haben und keine Angst. Hier unterscheiden wir zwischen dem horizontalen (auf Augenhöhe und mit gegenseitigem Interesse) und dem vertikalen Respekt (z. B. aufgrund einer hierarchischen Stellung). Während sich der vertikale Respekt unabhängig vom eigenen Verhalten einfordern lässt (und Respektlosigkeiten hier auch bestraft werden können), fördern Sie den horizontalen Respekt durch Ihr eigenes Verhalten. Sie erhalten diese Achtung, wenn Sie sich selbst respektvoll verhalten.

Es beginnt mit einer positiven Grundeinstellung gegenüber anderen Menschen und sich selbst. Dabei ist davon auszugehen, dass jeder Mensch in seinem individuellen Menschsein wertvoll ist und daher Respekt und Wertschätzung verdient. Zudem hilft die Einstellung, dem Anderen vorurteilsfrei zu begegnen, Fehler zu verzeihen und Stärken anzuerkennen. Auf dieser Basis kann auch Kritik geübt und eine Diskussion geführt werden, ohne dass eine Situation eskaliert.

Damit innerhalb eines Teams respektvolles Verhalten und eine gute Kommunikation gelingen kann, gibt es grundsätzliche Empfehlungen:

- Ein funktionierendes Miteinander basiert auf gleicher Augenhöhe. Wir sehen in dem anderen nicht die Funktion oder den Dienstgrad, sondern den Menschen. Dazu gehört die gleiche Sitz- oder Stehposition ebenso wie ein geeigneter Raum und genügend Zeit für die Begegnung. Bei Mitarbeitenden, deren Muttersprache nicht Deutsch ist, vergewissern Sie sich am besten, ob das Gesagte richtig verstanden wurde.
- Schauen Sie Ihrem Gegenüber in die Augen, lassen Sie ihn ausreden und fragen Sie bei Unklarheiten gezielt nach.
- Verzichten Sie auf zu viel Nähe und unnötigen Körperkontakt. Eine tröstende Umarmung ist sicherlich angebracht, die permanente Hand auf der Schulter natürlich nicht.
- Seien Sie pünktlich! Dies gilt für den Dienstbeginn genauso wie für einen vereinbarten Gesprächstermin.
- Nutzen Sie ein Lächeln, einen kurzen, kräftigen Händedruck und signalisieren Sie aufrichtiges Interesse an Ihren Mitmenschen.
- Merken Sie sich das Gesagte und nehmen Sie im Laufe des Gespräches Bezug darauf.
- Stehen Sie zu Ihrem Wort und machen Sie keine falschen Versprechungen. Damit ein vertrauensvoller Umgang im Team gelebt wird, ist ein hohes Maß an Verlässlichkeit notwendig. Wird Ihnen unter vier Augen etwas sehr Persönliches anvertraut, sollte es bei Ihnen bleiben. Wie wichtig das ist, verdeutlicht folgendes Beispiel:

> **Beispiel**
> Bei der Thematik Vertrauen ist der Vergleich zu einem Streichholz sehr passend. Sie können dieses kleine Stück Holz einmal anzünden. Solange es brennt, ist das Vertrauen vorhanden. Erfahren Sie jedoch, dass jemand etwas Vertrauliches weitergetragen hat, erlischt die Flamme. Mit diesem verkohlten kleinen Hölzchen können Sie kein zweites Mal das Feuer entfachen.

Die gelebte Akzeptanz von Unterschieden ist herausfordernd und gleichzeitig unabdingbar. Ähnlich verhält es sich in einem Orchester. Es lebt von seinen verschiedenen Instrumenten. Misstöne in einem Orchester werden schnell wahrgenommen und korrigiert, Unstimmigkeiten innerhalb eines Teams werden ebenso zügig bemerkt. Der darauffolgende Umgang damit ist entscheidend für die Teamkultur.

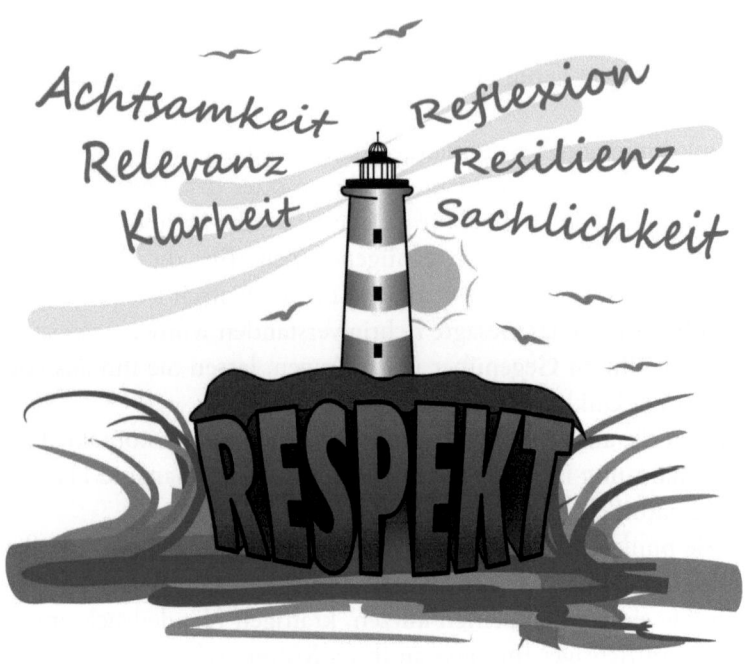

© Matthias Prehm, mit freundlicher Genehmigung

4.4 Verbitterung von Teammitgliedern

In unseren Seminaren mit dem Kernthema „Humorvoll arbeiten und leben!" wird die Frage diskutiert, was die Teilnehmenden mit dem Begriff „Humor" verbinden. Neben vielen anderen Attributen wird sehr häufig die „gute Laune" genannt. Auf die Rückfrage: „Kommst du mit guter Laune zur Arbeit?" lautet die Antwort meist: „Also *ich* komme schon gern zur Arbeit, *aber*…da gibt es immer wieder Menschen, die sind zu Dienstbeginn schon schlecht drauf." Vielleicht haben Sie in Ihrem Team auch diese Kollegen. Dabei ist die Unterscheidung wichtig, ob es eine temporäre Stimmungsschwankung oder eine permanente Missstimmung ist. Es ist beispielsweise in Ordnung, dass sich jemand nach sieben Frühdiensten auf das freie Wochenende freut und manchmal ein kleiner „Morgenmuffel" ist. Sehr hellhörig sollten Sie werden, wenn sich diese Stimmung in Verbitterung und Resignation wandelt. Hier ist etwas sehr Entscheidendes passiert: Diese Personen handeln und kommunizieren nicht mehr lösungsorientiert. Sie ziehen sich selbst aus der Verantwortung, ein wesentlicher Teil der Lösung zu sein. Es wird gemeckert, gelästert und gejammert, ohne konstruktiv nach Möglichkeiten der Verbesserung zu suchen und die Situation oder den Sachverhalt zu klären. Fatale Sätze wie „Da ändert sich sowieso nichts.", „Das war schon immer so!" oder „Was soll ich denn machen?" sind hier nur einige Beispiele.

4.4.1 Gründe für Verbitterung und Resignation

Woher kommt diese negative Einstellung? Ich habe da mal genauer hingeschaut:

Beginnen wir mit der **Harmonie**. Wenn wir mit Menschen zusammenarbeiten, mit denen wir uns gut verstehen, ist dies ideal. Sie haben sicherlich Mitarbeitende im Team, bei denen Sie sagen: „Wenn der- oder diejenige da ist, habe ich keinen Stress. Selbst wenn richtig viel zu tun ist und sogar noch eine Krankmeldung zu Dienstbeginn „reingeflattert" kommt, macht die Arbeit Spaß." Sie sind an diesen Tagen maximal *gefordert*, *überfordert* fühlen Sie sich allerdings nicht, denn die gegenseitige Unterstützung ist selbstverständlich. Sie sprechen sich miteinander ab und helfen sich. Falls Sie einmal nicht der gleichen Meinung sind, finden Sie gemeinsam eine Lösung. Super!

Da es zwei verschiedene Arten von Stress gibt, ist es in diesem Zusammenhang wichtig, kurz die Unterschiede zwischen Distress und Eustress zu klären:

- Beim **Distress** (lateinische Vorsilbe *dys*: schlecht) fühlen wir uns überfordert, Situationen können als bedrohlich empfunden werden und wir reagieren manchmal unangemessen.
- **Eustress** (griechische Vorsilbe *eu*: gut, wohl, schön; vgl. Euphorie) hingegen bewirkt, dass wir anstrengende Dinge positiv bewerten. Wir sind leistungsfähiger und optimistischer.

Nun ist es utopisch, anzunehmen, dass diese Harmonie und der resultierende Eustress mit jedem Mitglied aus dem Team möglich sind. Das ist kein Problem, wenn wir *respektvoll* miteinander umgehen. Dass der authentisch gelebte **Respekt** auf Augenhöhe für ein funktionierendes Team absolut notwendig ist und wie er praktiziert werden kann, habe ich in diesem Kapitel bereits beschrieben (Abschn. 4.3).

Erlebte Respektlosigkeiten

Wenn wir jedoch Respektlosigkeiten erfahren, wird der Arbeitsalltag zunehmend belastender. Schlimmer wird es, wenn wir es verpassen oder bewusst unterlassen, dieses anmaßende und ungebührliche Verhalten sofort oder im weiteren Verlauf zu klären. Leider merken wir uns meist diese Situationen. Da uns die Erinnerung daran unangenehm ist, „legen wir das Erlebte in eine Schachtel ab". Dieses kleine Kästchen wird dann, gut verpackt, in ein kleines Hinterstübchen zwischen Hirnwindung 3 und 4 des Großhirns gesteckt. Meist in dem Irrglauben, dass wir es niemals öffnen werden, und in der Hoffnung, dass das Gefühl der Erniedrigung, Scham und Handlungsunfähigkeit nicht zurückkehrt. Dennoch kann es – Jahre später und meist unverhofft – dazu kommen, dass wir doch mit der Vergangenheit konfrontiert werden.

> **Beispiel**
>
> Zu Beginn meiner Ausbildung hatte ich, nach einer sechswöchigen theoretischen Einführung, meinen ersten Tag auf einer chirurgischen Station. Ich bekam eine Führung durch die Abteilung und mir wurden die Räumlichkeiten gezeigt. Als wir beim Fäkalienraum angekommen waren, sagte mein Praxisanleiter: „So, hier ist der Spülraum. Das ist *dein* Büro." Ich lächelte etwas unsicher und hielt das für einen Scherz. Zudem wurde ich selten mit meinem Namen angesprochen. Die Bezeichnung „Schüler" war üblich und wurde von vielen genutzt. Im Laufe der folgenden Woche erfuhr ich, dass diese Bemerkung sein voller Ernst war. Morgens nach der Übergabe war es ausschließlich meine Aufgabe, die Bettpfannen zu säubern und die Urinflaschen zu spülen. Nach einer Woche alberte ich mit einer Kollegin kurz vor Feierabend und wir lachten laut. Das war wohl zu viel der guten Laune, denn wir beide mussten zur Strafe („Das hier ist ein Krankenhaus! Rumalbern könnt ihr zu Hause!") am nächsten Tag im Fäkalienraum frühstücken. Ich sehe uns noch auf der Fensterbank hocken und den Kaffee schlürfen, denn Hunger hatten wir keinen. Nebenbei lief die Spüle, der Hämoccult-Test lag zum Auswerten bereit, die 24-h-Sammeluringefäße standen daneben und es roch dementsprechend. Ich habe zu dieser Respektlosigkeit damals nichts gesagt und das Erlebnis gut verpackt in eine Schachtel gelegt. Als am Ende meiner Ausbildung die Frage im Raum stand, für welche Station ich mich bewerben soll, kam diese für mich nicht in Betracht.

Dazu ist zu sagen, dass zu der Handlung, jemanden irgendwohin zu schicken, immer mehrere Parteien gehören. Das sind die „Kollegen", die mich auffordern, in den Fäkalienraum zu gehen, ich als junger, unerfahrener Berufsanfänger, der genau das ohne Widerworte tut, die schweigende Mehrheit im Team, die nichts zu diesem Vorfall sagt und die Stationsleitungen, die dieses Verhalten tolerieren. Ich hatte zu dem Zeitpunkt noch den Spruch „Lehrjahre sind keine Herrenjahre!" meiner Eltern im Kopf. Damals dachte ich, dass es nun mal dazugehört, überwiegend unangenehme Tätigkeiten zu übernehmen. Heute weiß ich, dass ich mit einer klaren und konstruktiven Kommunikation solche Situationen besser lösen kann.

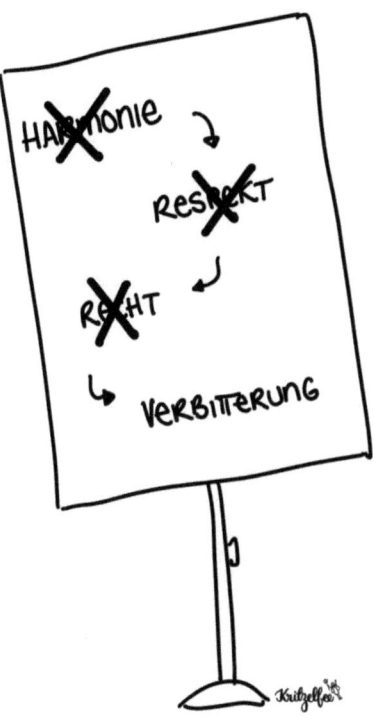

© Matthias Prehm, mit freundlicher Genehmigung

Empfundene Ungerechtigkeiten
Ein weiteres Grundbedürfnis eines jeden und gleichzeitig ein Garant für ein gelungenes Miteinander im Team ist **Gerechtigkeit**. Wir möchten, wenn wir uns im Recht wähnen, auch objektiv und gleich behandelt werden. Das Spielfeld der vermeintlich größten Ungerechtigkeiten und damit ein weitverbreiteter Grund für teaminterne Diskussionen ist der Dienstplan. Das meistgelesene Dokument auf Station ist häufig die ausgedruckte monatliche Übersicht aller Schichten des ganzen Teams. Es gibt Menschen, die nach kurzer Zeit genau wissen, wie und wann sie in diesem Monat arbeiten. Das ist aus meiner Sicht völlig normal und legitim. Zusätzlich gibt es aber Mitarbeitende, die noch ein bisschen *genauer* wissen, wie viel *andere* arbeiten müssen! Nicht selten laufen die Gespräche über diese „gefühlte Diskriminierung" folgendermaßen ab:

> **Beispiel**
>
> „Hallo Lena. Na, hast du schon gesehen? Der November hat fünf Wochenenden und du musst drei davon arbeiten! Sogar hintereinander, und du hast immer Spätdienst! Schau mal, ich muss auch an drei Wochenenden hier sein. Zweimal habe ich diesen Spät-Früh-Wechsel! Da kann ich mir wünschen, was ich will. Wir beide bekommen immer die Dienste, die keiner möchte. Weißt du, was ich noch entdeckt habe? Der Rolf hat wieder nur an *einem* Wochenende Dienst! Der Dezember ist noch schlimmer! Hier! Zwischen Weihnachten und Silvester hat er sich *wieder* Urlaub eingetragen und damit beides frei! Ich habe im Nachtdienst die Dienstpläne der letzten fünf Jahre verglichen und du glaubst es nicht: Rolf hatte viermal beides frei! Wie macht der das? Ich glaube ja, dass er ein Verhältnis mit der Stationsleitung hat, aber von mir hast du das nicht!"

Vielleicht ist das beschriebene Szenario *etwas* übertrieben, doch es zeigt das alltägliche Problem: Es wird übereinander geredet statt miteinander. Es wird verglichen und aufgerechnet, ohne mit der- oder demjenigen zu sprechen, der diesen Plan geschrieben hat.

Daher der dringende Appell: Wenn Sie mit Ihrer Einsatzplanung unzufrieden sind, gehen Sie zu der Person, die dafür verantwortlich ist und klären Sie die Unstimmigkeiten! Denn das ist der einzige Mensch, mit dem Sie dieses Problem lösen können.

Ein weiterer Lösungsansatz ist, dass *Sie* sich ausschließlich auf *Ihre* Planung beschränken. Es gibt viele Menschen, die aufgehört haben, ihre Dienste zu vergleichen oder sich im Vorwege Gedanken zu machen, mit wem sie arbeiten werden. Denn die Realität ist, dass sich die Teamzusammensetzung für den Tag noch zweimal ändern kann und dass *Sie* es nicht beeinflussen können, wer an diesem Tag zur Arbeit kommt. Lassen Sie nicht zu, dass die bloße Anwesenheit bestimmter Personen Einfluss darauf hat, mit welcher Stimmung Sie zum Dienst erscheinen und Ihre Arbeit machen.

4.4.2 Verbitterte und resignierte Mitarbeitende im Team

In der Summe führen Disharmonie, wiederholt erlebte Respektlosigkeiten (die nicht geklärt worden sind) und Ungerechtigkeiten dazu, dass einige Menschen schon bei dem Gedanken an die Arbeit verbittert und resigniert sind.

Bitte schauen Sie sich die letzte Grafik noch einmal an: Die Tatsache, dass am Ende der beschriebenen Kaskade Desillusionierung, Verdruss und Groll vorherrschen, ist die eine Seite. Zur Wahrheit gehört auch, dass sich die wenigsten dieser Kollegen mit genau dieser Grundhaltung schon auf den Arbeits-

4 Teamerfolg durch Anerkennung – Wertschätzung in der Praxis

platz beworben haben. Vermutlich hatten sie (ebenso wie Sie?) Ideen und Vorschläge, um die Arbeit und die Abläufe zu verbessern. Dann erlebten sie wahrscheinlich die ersten Respektlosigkeiten, gefolgt von (subjektiven) Ungerechtigkeiten. Diese wurden nicht für die Beteiligten zufriedenstellend geklärt; die Folge ist eine offen gezeigte Frustration. Ich möchte dieses Verhalten nicht rechtfertigen, sondern eher ein Bewusstsein dafür schaffen, dass dieser gelebte Pessimismus irgendwo seinen Ursprung hat. Die gestörte Zusammenarbeit wurzelt oft in alten Enttäuschungen.

Diese Negativität kann sich schnell auf das gesamte Team übertragen. Kennen Sie das Sprichwort: „Ein fauler Apfel verdirbt die ganze Kiste."? Sie können auch gerne andere Bezeichnungen für diese Menschen verwenden: Wer die „Harry Potter"-Bücher gelesen hat, kennt sicherlich noch die „maulende Myrte" oder (mein persönlicher Favorit) die Bezeichnung „die Stradivari unter den Arschgeigen".

> **Beispiel**
>
> Sie beginnen Ihren Dienst um 6 Uhr morgens mit drei sympathischen Kollegen und um 7 Uhr, zum Zwischendienst, kommt diese eine „Stradivari" zur Arbeit. Wenn Sie jetzt nicht aufpassen, haben Sie und alle anderen um 8 Uhr die gleiche schlechte Laune. Die Folgen sind bekannt: Die Arbeit macht keinen Spaß mehr, die Patienten und andere Berufsgruppen spüren die fehlende Harmonie und am Ende der Schicht gehen Sie mit einem unzufriedenen Gefühl nach Hause.

Mit „schwierigen Mitarbeitenden" sind nicht jene gemeint, die konstruktiv arbeiten und offen sagen, was sie denken, um sich selbst und auch das Team voranzubringen. Ein Verhalten, welches manchmal Diskussionen anregt, kann für Teams sehr bereichernd sein. Gemeint sind eher die, die destruktiv agieren, sich uneinsichtig zeigen, schlecht über Teammitglieder reden, impulsiv und manipulativ handeln. Für das gesamte Team sind das die herausfordernden Personen.

Es gibt verschiedene Typen dieser „toxischen Mitarbeitenden":

Dauerhaft Grenzüberschreitende
Sie nehmen sich mehr heraus als andere. Ob auf verbaler oder körperlicher Ebene: Ihnen fehlt es an Achtsamkeit, Feingefühl und auch Respekt. Unterschwellige Sticheleien, Verspätungen, Unzuverlässigkeit oder Diskriminierung sind keine Seltenheit. Überschreiten Mitarbeitende teaminterne Regeln dauerhaft, tragen sie maßgeblich zu einer toxischen Arbeitsatmosphäre bei. Sie sind verantwortlich für das seelische Leid anderer. Wenn Sie ein solches Verhalten

dulden oder ignorieren, werden Sie selbst zum Teil des Problems, weil Sie nicht eingreifen. Umso wichtiger ist es, den richtigen Umgang mit diesen Menschen zu lernen. In Abschn. 4.5 finden Sie diesbezüglich Lösungsansätze.

Dauernörgler
Solche Menschen finden in jeder Entscheidung einen Fehler und vergiften oft die Atmosphäre.

> **Beispiel**
> Nach ca. 12 Monaten Verhandlung mit der Klinikleitung hatte unsere Stationsleitung die Genehmigung, dass für unsere Station 5 (!) neue Stellen ausgeschrieben werden konnten. Ich hörte diese wunderbare Nachricht, als ich zum Nachtdienst erschien. Die Kollegen von der Spätschicht hatten allerdings eine andere Logik: „Wenn die fünf Neuen da sind, wer soll die denn bitte alle auf einmal einarbeiten?" Ein anderer ergänzte kopfschüttelnd: „Und weißt du was passiert, wenn die alle da sind? Dann bin ich wieder der Erste, der auf anderen Stationen aushelfen darf. Schönen Dank auch!"

Obwohl Jammern aus psychologischer Sicht hin und wieder sogar helfen kann, um Stress abzubauen, verbirgt sich hinter dem Jammern von Dauernörglern oft noch mehr. Unverarbeitete Ängste und unerfüllte Erwartungen, Wut, oft sogar die oben beschriebene Verbitterung können die Ursachen sein. Das Entscheidende passiert jedoch nach dem Jammern. Dieser Punkt unterscheidet chronische Nörgler von Menschen, die hin und wieder meckern. Welches Verhalten folgt auf den geäußerten Unmut? Ist dieser Mensch offen für Lösungen und alternative Vorschläge oder sträubt er sich gegen Veränderungen und weist jede Verantwortung von sich?

Verschiedene Lästertypen
- Die einen wollen Sie zum Außenseiter machen und reden auf ziemlich plumpe Weise schlecht über Sie, weil ihnen z. B. eine Äußerlichkeit nicht gefällt: „Hast du Karin gesehen, die neue Frisur passt ja gar nicht zu ihr."
- Andere wiederum versuchen, Sie zu einer Bedrohung zu machen: „Hast du den Tom gesehen, also der ist richtig manipulativ. Ich habe Dinge mitbekommen, da musst du ganz vorsichtig sein." Das Ziel dieser Menschen sind meist unbekanntere Personen, um direkt das „eine" Bild von ihnen zu manifestieren. „Vor *dem* musst du dich in Acht nehmen!"

- Die dritte Gruppe von Menschen, die schlecht hinter Ihrem Rücken reden, wollen Sie zu einer Belastung machen: „Der Tom, der lässt mich immer mit allen Aufgaben allein. Der ist wirklich nicht kompetent. Er bereitet sich nicht gut vor und ich mache die ganze Arbeit." Es wird suggeriert, dass der andere Kollege eine einzige Last ist und dass man selber alles im Griff hat. „Ich wünschte, ich könnte etwas Positives über den Tom sagen, aber es ist halt ein bisschen schwierig mit ihm. Bitte verstehe mich da richtig, das sind ja auch nur Fakten, die ich feststelle."
- Dann gibt es die konfrontative Gruppe von Lästertypen, die direkt mit Ihnen reden. Es wird versucht, Sie zu schwächen oder zu verunsichern, indem Ihnen ein (angebliches) Lästern zugetragen wird: „Du, ich komme gerade aus dem Aufenthaltsraum, die haben so krass über dich gelästert." Dabei wird Ihnen nicht gesagt, was über Sie gesprochen wurde oder von wem das genau kam.
- Wirklich gefährlich für Menschen in leitenden Positionen ist der „Heckenschütze". Diese Personen agieren aus dem Hintergrund, haben eine gute Beobachtungsgabe, kennen Ihre Schwächen und haben ein Gespür für die Gruppendynamik. Das Ziel ist, Ihren Status innerhalb des Teams herabzusetzen. Häufig sind das Menschen, die sehr auf Ihre Position, Ihre Stellung im Team neidisch sind) und deshalb diese unterminieren: „Also, wenn ich hier Leitung wäre, hätte ich mich ja für meine Leute eingesetzt …"

Um Ihnen einen kurzen Ausblick auf das Thema Selbstwertgefühl zu geben, habe ich ein schönes Zitat gefunden:

> „Rege dich nicht auf, wenn Menschen hinter deinem Rücken über dich reden. Denn sie sind genau dort, wo sie hingehören. Hinter dir!" (Verfasser unbekannt)

Dieser Spruch soll nicht zeigen, dass Ignorieren von Lästereien die alleinige Lösung ist. Vielmehr ist es die innere Haltung hinter den Worten, die Ihnen die Kraft und Gewissheit verschafft, gekonnt und selbstbewusst zu reagieren.

Alle geschilderten Verhaltensweisen sind maximal herausfordernd für jedes Team und auch der häufigste Grund, warum die Zusammenarbeit nicht optimal verläuft. Verschiedene Erkennungsmerkmale sind diesen Menschen zu eigen:

- Sie entschuldigen sich nicht für ihr grenzüberschreitendes Verhalten. Paradoxerweise legitimieren wir manchmal dieses Verhalten! Kennen Sie diese Sätze?
    − „Ach lass mal, du weißt ja, wie er/sie ist."

- „Er/sie hat nur noch zwei Jahre."
- „Heute geht's ja." (Wenn diese Mitarbeitenden an manchen Tagen nur halb so schlecht drauf sind wie sonst.)

Sobald Sie diese oder ähnlich klingende Entschuldigungen von sich oder anderen hören, besteht Handlungsbedarf! In Abschn. 4.5 finden Sie konkrete Anregungen für sich.

- Bei Kritik sind sie schnell gekränkt, fallen in die Opferrolle und sind nicht fähig zur Selbstreflexion.
- Sie entwickeln wenig bis keine Empathie. Daher werden sie auch selten fragen, wie es Ihnen geht, und ihre eigenen Belange stehen immer im Vordergrund.
- Sie haben eine verzerrte Wahrnehmung, verdrehen den Sachverhalt und beharren auf ihrer Meinung. Häufig leugnen sie das ihnen Gesagte.
- Sie täuschen Humor vor: „Das war doch nur ein Scherz. Du bist viel zu empfindlich."
- Sie nehmen keine Rücksicht (Sie erinnern sich: der Ursprung des Wortes „Respekt" ist „Rücksicht"; Abschn. 4.3) auf andere Menschen und verfolgen ausschließlich ihre eigenen Interessen.
- Sie reden Ihnen ein schlechtes Gewissen ein für Ihre Reaktion auf ihre Respektlosigkeiten.

4.5 Selbstwertschätzung oder: einen besseren Umgang mit Respektlosigkeiten lernen

Zu Beginn von Abschn. 4.4.2 habe ich Ihnen den negativen Kreislauf von Verbitterung und Respektlosigkeiten dargestellt. Jetzt geht es konkret darum, wie Sie es aktiv schaffen können, diese Abwärtsspirale zu durchbrechen. Damit nicht *Sie* irgendwann der beschriebene „faule Apfel" sind – sondern knackig bleiben.

Welchen Handlungsspielraum haben Sie, um den Arbeitsalltag mit diesen negativ agierenden Menschen wieder respektvoll zu gestalten? Beim Lesen dieser Zeilen fallen Ihnen sicherlich zügig Personen ein, die dieses Buch viel nötiger hätten als Sie. Damit haben Sie auch sicherlich Recht. Haben Sie Lust auf ein kleines Experiment? Dann nehmen Sie bitte kurz Ihr Smartphone zu Hand und machen ein Foto von sich selbst. Ja genau, jetzt und so, wie Sie sind. Fertig? Prima! Jetzt schauen Sie sich Ihr Bild an und Sie werden genau den *einzigen* Menschen sehen, den Sie, wenn Sie möchten, verändern können!

Es gibt drei verschiedene Ansätze, die Ihnen helfen können, souverän auf herausforderndes Verhalten zu reagieren.

Übernehmen Sie Verantwortung
Indem Sie das oben beschriebene Verhalten tolerieren, sind Sie mitverantwortlich dafür, dass Respektlosigkeiten gedeihen können. Dabei ist dies unabhängig davon, in welcher Position oder wie lange Sie bereits in dieser Umgebung arbeiten. Neben den erwähnten paradoxen Entschuldigungen für das negative Verhalten gibt es häufig die Aussage: „Da müsste sich die Leitung mal drum kümmern!" Selbstverständlich liegt es auch in der Verantwortung Ihrer Führungskräfte, diese Thematik anzusprechen und zu klären. Erwarten Sie jedoch nicht, dass damit alles in Ordnung ist. Sie müssen für sich selbst einstehen und Sie sind ebenso verantwortlich dafür, eine gesunde Atmosphäre im Team zu pflegen. Stellen Sie klar, dass so ein Verhalten in Ihrem Team nicht geduldet wird. Dazu möchte ich Ihnen einen elementaren Grundsatz mitgeben:

> **Merksatz 1**
> Sie bekommen das, was Sie tolerieren! Tolerieren Sie keine Respektlosigkeiten!

Sie hoffen, dass Sie das bekommen, was Sie verdienen, oder dass Sie natürlich so freundlich behandelt werden, wie Sie Ihrem Gegenüber begegnen. Bei manchen Kollegen liegen Sie bestimmt richtig, bei anderen wiederum nicht.

> **Beispiel**
> Die Notwendigkeit des Handelns wird deutlich, wenn Sie sich diese negativen Menschen als „Stein im Schuh beim Marathon" vorstellen. Sie merken es bei jedem Schritt. An Ihr Ziel kommen Sie damit, wenn überhaupt, nur mühsam und irgendwann schmerzt der ganze Körper. Sie müssen sich Zeit nehmen und sich um den Störenfried kümmern.

Warum lassen wir aber zu, dass einzelne sich permanent negativ äußernde oder handelnde Mitarbeitende mit ihrem Verhalten andere anstecken? Die Gründe dafür sind vielfältig: Überlastung, zu wenig Personal und Zeit, fehlende methodische und soziale Kompetenzen oder dass wir dieses Verhalten stillschweigend entschuldigen. Bei dem Stein im Schuh ist Ihnen klar, dass Sie handeln müssen. Lassen Sie in Ihrem Team nicht zu, das Negativität gedeihen kann. Jedes Teammitglied ist hier in der Verantwortung, dass destruktives Verhalten nicht länger toleriert wird.

Setzen Sie Grenzen
Wie notwendig es ist, persönliche Grenzen zu setzen, verdeutlich das Zitat:

> „Schiffe sinken nicht wegen des Wassers um sie herum. Sie sinken wegen des Wassers, das in ihr Inneres kommt." (Verfasser unbekannt)

Ich persönlich habe eine bekannte Szene aus dem Film „Dirty Dancing" als Vorbild für meine innere Haltung angenommen. Wenn Sie diesen Film kennen, ist Ihnen der Satz „Mein Tanzbereich – dein Tanzbereich!" ein Begriff. Ich möchte damit verdeutlichen, wie wichtig es ist, ganz gezielt zu schauen, wen Sie emotional an sich heranlassen und bei wem Sie lieber auf Abstand bleiben.

Es gibt drei häufige Phänomene bei erlebten Respektlosigkeiten:

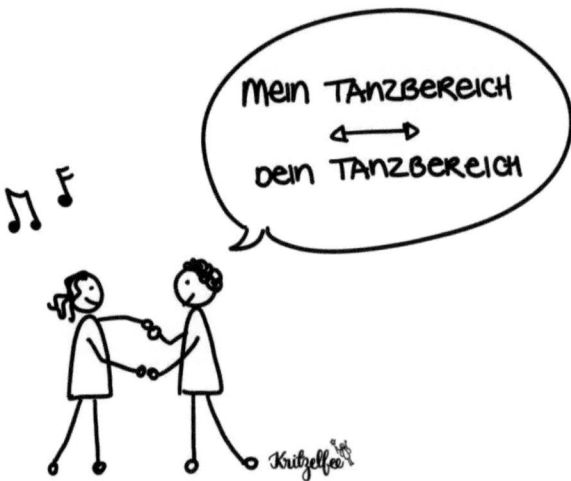

© Matthias Prehm, mit freundlicher Genehmigung

1. Die spontane Sprachlosigkeit. Sie kennen vielleicht folgende Situation: Sie ärgern sich über eine Äußerung oder das Verhalten eines Kollegen und genau in dem Augenblick sind Sie sprachlos. Oder Sie sagen etwas darauf, bei dem Sie in der Nachbetrachtung denken: „Das hätte ich auch schlauer ausdrücken können." Es bleibt das Gefühl, dass Sie nicht souverän reagiert haben.

2. Sie sind nach Feierabend auf dem Heimweg und plötzlich, wenn die ganze Anspannung von Ihnen abfällt, haben Sie *die* großartige Idee, was Sie hätten sagen können. Ihnen fallen meistens auch gleich mehrere Argumente ein, die richtig passend gewesen wären.
3. Sie fassen den festen Entschluss: „*Nächstes Mal* sage ich etwas." Und was passiert dann wirklich bei der nächsten Gelegenheit? In den meisten Fällen fehlen uns wieder die richtigen Worte.

Der Weg aus diesen unangenehmen Situationen beginnt mit der inneren Haltung: „Ich toleriere keine Respektlosigkeiten, setze klare Grenzen, denn ich bin es mir selbst wert!". Folgende Hinweise werden Ihnen dabei helfen:

- Suchen Sie zeitnah, am besten beim nächsten persönlichen Kontakt mit der betreffenden Person, das Gespräch, um die Angelegenheit zu klären. Formulierungen wie „Hast du mal zwei Minuten? Ich möchte mit dir über gestern sprechen" oder „Ich muss immer noch an unser letztes Gespräch denken und möchte das mit dir klären. Hast du kurz Zeit?" sind ein guter Gesprächseinstieg. Um das künftige Miteinander möglichst nachhaltig zu verbessern, können Sie Ihrem Gegenüber die Möglichkeit geben, sich auf die Klärung der Problematik einzustellen. „Unsere Diskussion vom letzten Mal ist für mich noch nicht ausgeräumt. Wann passt es dir, darüber zu sprechen?" Vereinbaren Sie jetzt einen Termin.
  Nun wird es vorkommen, dass diese Person keine große Lust verspürt, sich mit Ihnen auseinanderzusetzen, und die Aussprache verweigert. Machen Sie deutlich, dass Ihnen viel an einem Gespräch liegt, und lassen Sie sich nicht von Ihrem Vorhaben abbringen. Mit „Mir ist es sehr wichtig, dass wir den Streit klären" oder „Es ist für mich absolut notwendig, die Angelegenheit aus der Welt zu räumen" kommunizieren Sie die Bedeutung, die die Sache für Sie hat. Geben Sie einen Ausblick für die Zukunft: „Damit wir weiterhin vernünftig zusammenarbeiten können, muss ich mit dir reden." Wenn die Verweigerung anhält, fordern Sie Ihr Gegenüber auf, sich zu äußern und Lösungsmöglichkeiten zu benennen: „Wie ist deine Sicht auf diesen Konflikt?", „Wie soll es deiner Meinung nach weitergehen?"
- Bereiten Sie sich auf die Diskussion vor. Notieren Sie sich Ihre Gedanken und überlegen Sie in Ruhe zu Hause, wie Sie die Situation erlebt haben. Schildern Sie Ihre Beobachtung. Vermeiden Sie dabei eine Bewertung! Wie haben Sie sich während des Gesprächs gefühlt und wie ging es Ihnen danach? Was ist Ihnen wichtig und welche Bitte haben Sie für die Zukunft?

Üben Sie dieses Gespräch mit einem vertrauten Menschen und wählen Sie Formulierungen, die zu Ihnen passen. Tolerieren Sie keine Unterbrechungen, wenn Sie sprechen, sondern verlangen Sie, ausreden zu können. Nutzen Sie folgende Sätze, um sich durchzusetzen: „Lass mich bitte ausreden!", „Ich möchte meinen Gedanken gerne zu Ende ausführen.", „Warte kurz, ich bin gleich fertig." Es kann ebenfalls helfen, offen anzusprechen, was Sie denken: „Es ist respektlos, mich zu unterbrechen."

Wenn das Ergebnis des Gespräches für Sie final nicht zufriedenstellend war, vereinbaren Sie mit Ihrem Gegenüber das weitere Vorgehen. Einigen Sie sich mit ihm auf einen Verhaltenskodex, sollte es wieder zu einem Konflikt kommen.

Wenn ich nun mein Verhalten von damals reflektiere, muss ich mir eingestehen, dass ich viel zu lange mit meiner Reaktion gewartet habe. Mit dem Wissen von heute würde ich früher intervenieren. Sehr geholfen hat mir der Leitsatz:

> **Merksatz 2**
> Handle, sonst wirst du behandelt!

Diese Gespräche sind nicht einfach und kosten neben viel Zeit und Kraft ebenso sehr viel Mut. Bitte bedenken Sie jedoch: Wenn Sie diesen Situationen aus dem Weg gehen, wird sich das Verhalten von einigen Teammitgliedern wiederholen. Sie werden merken, dass Sie mit jedem Konfliktgespräch souveräner und sicherer werden. Ihr Mut wird belohnt werden!

Auch ohne eine bestimmte Auseinandersetzung mit jemandem aus dem Team sollten Sie Verhaltensweisen, die teamschädigend sind, ansprechen:

- Fordern Sie Ihre Mitarbeitenden auf, die Opferrolle zu verlassen.
- Regen Sie sie an, Verantwortung für ihr Handeln *und* ihre Stimmung zu übernehmen.
- Vermitteln Sie Ihnen, dass Meckern die falsche Art ist, sich zu beschweren.
- Führen Sie ihnen vor Augen, das ständiges Beklagen der Missstände, ohne selbst etwas zu ändern, keinem hilft.
- Bitten Sie sie, Vorschläge zu machen, wie alle gemeinsam die Situation verbessern können.

Damit Meinungsverschiedenheiten aus dem Weg geräumt werden können, müssen beide Seiten aufeinander zugehen. Der Wille, Kompromisse und

4 Teamerfolg durch Anerkennung – Wertschätzung in der Praxis

Lösungen zu finden und den Prozess zu gestalten, muss bei jeder Partei vorhanden sein. Wie dies gelingen kann und was wir damit erreichen können, habe ich für Sie in einem kurzen Video dargestellt. Eines kann ich vorwegnehmen: Lassen Sie sich etwas „verzaubern"!

`https://sn.pub/8w7zb2`

Schätzen Sie Ihren eigenen Wert!
Es ist sehr bedeutsam, sich mit dem eigenen Selbstwertgefühl zu beschäftigen. Nach der Psychologin Stefanie Stahl ist es das Epizentrum unserer Psyche. Neben ihrem Bestseller *Das Kind in dir muss Heimat finden* ist das Buch *So stärken Sie Ihr Selbstwertgefühl* sehr empfehlenswert. Demnach bestimmen unsere frühen Prägungen, welche Erwartungen wir an andere Menschen haben und wie wir uns selbst wahrnehmen. Dieses Selbstbild und unser Selbstwertgefühl können wir weiterentwickeln. Voraussetzung hierfür ist die Kompetenz der Selbstreflexion[4].

Bei der Antwort auf die Frage in diesem Kapitel, woher die Verbitterung einiger Teammitglieder kommt, spielt das Grundbedürfnis nach Harmonie eine wesentliche Rolle. Unser Verhalten richtet sich häufig danach aus, nicht gekränkt zu werden. Wenn wir sehr harmoniebedürftig sind, fürchten wir Auseinandersetzungen. Wir haben den Irrglauben, dass unsere Gegenüber dann die Beziehung zu uns abbrechen, uns meiden und wir dadurch nicht mehr ein Teil der Gruppe sind. Unser weiteres Grundbedürfnis nach Zugehörigkeit sehen wir gefährdet.

Welche Folgen und Konsequenzen das wiederum haben kann, wurde oben bereits beschrieben: Anpassung, das Suchen nach Entschuldigungen und Ausreden.

Dabei erleben und durchleben wir verschiedene Phasen des persönlichen Selbstwertgefühls:

- Kinder **bis zum 2. Lebensjahr** erfahren eine bedingungslose Liebe. Sie haben einen **„Sein-Selbstwert"**, einfach durch ihre Präsenz. Nach dem Stillen machen sie ein „Bäuerchen" – alle sind begeistert. Wenn ich heute ein „Bäuerchen" mache, ist die Freude in meinem Umfeld begrenzt!

- In der weiteren Spanne vom **2. bis zum 12. Lebensjahr** erleben die Kinder ihren Wert durch das, was sie tun. Das können die ersten Zeichnungen sein, die aus dem Kindergarten mitgebracht werden, Noten aus der Schule, die Pirouette beim Ballett, ein geschossenes Tor. Dieser sogenannte „**Tun-Selbstwert**" wird geprägt durch Anerkennung aus dem nahen Umfeld als Reaktion auf etwas Geleistetes.
- Mit dem Eintritt in die **Pubertät** entwickelt sich ein „**Haben-Selbstwert**". Manche Teenager definieren ihren Wert darüber, was sie haben. Einige sogar darüber, was sie *anhaben*.

Beispiel

Als mein Sohn (14) morgens zur Schule ging, bemerkte ich, dass seine Jeans so weit heruntergerutscht war, dass ich seine Shorts sehen konnte. Darauf angesprochen sagte er: „Das soll man ja auch!" „Warum?", fragte ich. „Weil es Calvin-Klein-Shorts sind, Papa!" „Ja, okay. Aber *warum* muss ich sie sehen?" „Papa!! Weil diese Shorts 40 € kosten!"

Jetzt mal unter uns und ganz ehrlich: Warum bekomme ich 3 Shorts für 10 € vom Discounter und der junge Lord Fauntleroy (die Anhänger der Weihnachtsgeschichte *Der kleine Lord* wissen, wen ich meine!) einen Schlüppi für 40 €???

Dieses Wertlegen auf Äußerlichkeiten wurde bei uns zu Hause nicht gelebt. In seinem damaligen Umfeld hingegen schon. Das dieses Verhalten nur eine Phase war, bemerkte ich, als ein Nachbar ihn kurz nach dem Abitur auf seine beruflichen Pläne ansprach. Auf die Frage „Was willst du mal werden?" entgegnete mein Sohn: „Wieso, ich bin doch schon Hannes!" Im Weiteren sagte mein Sohn, dass er im Sommer die Ausbildung zum Pflegefachmann beginnen wird. Der Nachbar erwiderte: „Pflege? Du hast doch Abitur!" Reflex meines Sohnes: „Genau, und darauf bin ich stolz!"

Das Beispiel verdeutlicht, dass sich das Selbstwertgefühl im Laufe des Lebens entwickelt. Dazu gehört:

- überzeugt zu sein vom eigenen Wert (Selbstwertschätzung),
- sich seiner selbst bewusst zu sein (Selbstbewusstsein),
- die Kompetenz, auf eigene Bedürfnisse Rücksicht zu nehmen (Selbstliebe) und
- das Vertrauen in die persönlichen Fähigkeiten (Selbstvertrauen).

Die folgende Übung wird Sie eventuell etwas nachdenklich werden lassen:
Siehe Online-Material am Ende des Kapitels: Selbstwertübung

Manche Menschen mit einem labilen Selbstwertgefühl fokussieren sich auf ihre Schwächen und nehmen ihre (vermeintlichen) Fehler zu wichtig. Machen Sie sich stattdessen ihrer Stärken bewusst. Hier finden Sie eine kleine Hilfe dazu:

Siehe Online-Material am Ende des Kapitels: Beschreibung Ihrer positiven Eigenschaften

Jeder Mensch ist wertvoll. Seien Sie es sich wert, dass man zu Ihnen respektvoll ist. Um die Bedeutung von Wertigkeit und Selbstwertgefühl noch einmal auf eine andere Art zu beleuchten, habe ich ein kurzes Video für Sie gedreht. Viel Freude dabei!

`https://sn.pub/ya47hk`

Was können Sie nun tun, wenn die Person, mit der Sie einen Konflikt haben, nicht aus dem Kollegium kommt, sondern aus dem Leitungsteam? Zugegeben, diese Situation ist noch etwas herausfordernder. Dennoch rate ich Ihnen dazu, in diesem Fall genauso vorzugehen, wie zuvor beschrieben. Übernehmen Sie dafür Verantwortung, welche Verhaltensweisen Sie tolerieren, setzen Sie klare Grenzen, wie Sie sich die Zusammenarbeit vorstellen, und schätzen Sie Ihren eigenen Wert. Da Sie bekanntlich Ihr Gegenüber nicht verändern können, kann es passieren, dass die vorhandenen Spannungen bestehen bleiben. Die Folge von ungeklärten Streitigkeiten, Ungerechtigkeiten und erlebten Respektlosigkeiten habe ich zu Beginn des Kapitels geschildert. Sie gehen mit einem schlechten Gefühl zur Arbeit, die Unzufriedenheit wächst und vielleicht ertappen Sie sich dabei, an einigen Tagen selbst der faule Apfel im Korb zu sein. Sie können gern in diesem Zusammenhang den Reflexionsleitfaden aus Abschn. 2.3 zur Hand nehmen und für sich klar herausstellen: *Warum arbeiten Sie eigentlich auf dieser Station?* Falls die Antworten für Sie unzureichend sind, kommen neue Fragen: Was bedeutet das für mich? Was kann ich ändern?

Vielleicht kommen Sie an den Punkt, an dem Sie für sich entscheiden, dass eine grundlegende Veränderung die beste Lösung ist. Kennen Sie die Denkweise „Love it, Change it or Leave it"?

Das entsprechende Lebensmodell ist Ihnen sicherlich bekannt, auch wenn Sie eventuell noch nichts davon gehört haben. Sind Sie noch mit Ihrer ersten Partnerschaft zusammen? Arbeiten Sie noch auf Ihrer ersten Station? Wohnen Sie noch an Ihrem Geburtsort? Sehen Sie, Veränderung ist beständiger Teil unseres Lebens.

Wenn Sie sich im „Love it" befinden, sind Sie für sich gefühlt am richtigen Ort, mit dem passenden Beruf und einem harmonischen sozialen Umfeld. Kurz gesagt: Sie fühlen sich wohl – Sie sind im LEBEN! Damit dieser Zustand so bleibt, müssen Sie stetig etwas verändern („Change it"). Dies kann die Haltung zu einer Problematik sein, ein Sachverhalt muss geklärt werden, Sie ändern Ihre Perspektive und entwickeln sich persönlich weiter. Immer mit dem Ziel, wieder die innere Zufriedenheit („Love it") zu erreichen.

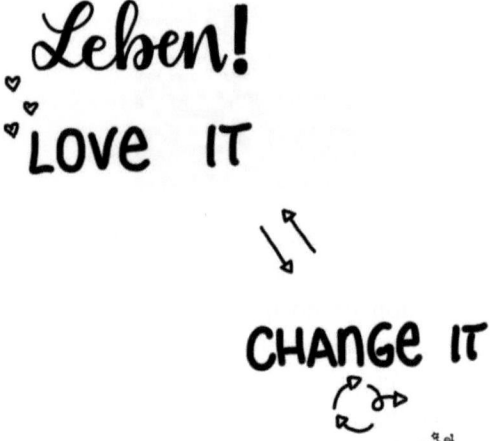

© Matthias Prehm, mit freundlicher Genehmigung

Wenn es Ihnen zunehmend schwerer fällt, ausgeglichen und mit Freude Ihren Alltag zu gestalten, brauchen Sie Kraft, Zeit und Mut, um diese Situation, Person oder Institution zu verlassen („Leave it"). In der Theorie liest es sich ganz einfach, oder? Da der härteste Klebstoff der Welt nun aber die „Macht der Gewohnheit" ist, bleibt der letzte Schritt bei manchen aus. Sie verharren in einem Zustand der Starre und von „Ich halte das schon irgendwie aus!" und „Woanders ist es auch nicht besser!". Wenn nun „Love it" LEBEN bedeutet, wie heißt Leben rückwärts? NEBEL!

4 Teamerfolg durch Anerkennung – Wertschätzung in der Praxis

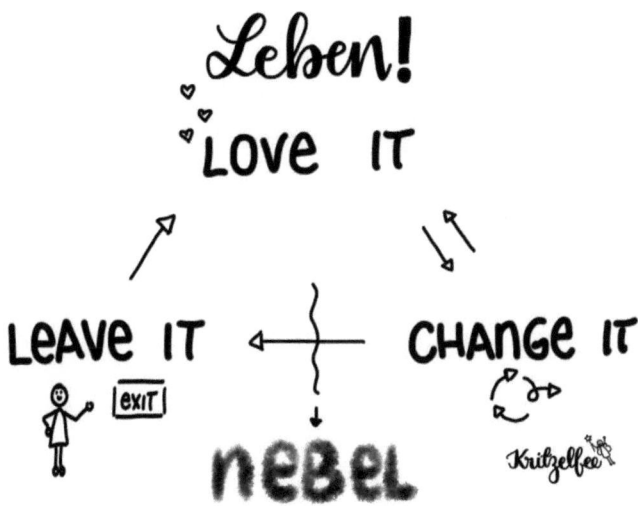

© Matthias Prehm, mit freundlicher Genehmigung

Das ist zugegeben eine vereinfachte Darstellung manchmal sicherlich komplexer Zusammenhänge. Dennoch ist es für ein Team wichtig, dass Menschen, die sich in ihrer derzeitigen Lebenssituation (beruflich oder privat) schon lange unwohl fühlen, dies eben auch erkennen und entsprechend handeln. Denn die in diesem Kapitel beschriebenen „faulen Äpfel" sind ziemlich sicher im Nebel, und auf die Frage nach dem „Sinn Ihrer Arbeit" kommt leider meistens ausschließlich: „Geld!"

* * *

Zusammenfassend ist die Fähigkeit der Selbstbehauptung und des persönlichen Durchsetzungsvermögens unabdingbar für ein gut funktionierendes Team. Diese Kompetenz der Assertivität ist erlernbar. Sie bedeutet, die eigene Meinung und Gefühle und den eigenen Standpunkt ohne die Verletzung der Rechte seiner Mitmenschen zu vertreten. Das erfordert einen respektvollen Umgang sowohl mit anderen als auch mit sich selbst.

Damit verbunden sind die Fähigkeiten, Kritik zu äußern und ebenso anzunehmen sowie klare Grenzen zu kommunizieren und diese einzuhalten.

4.6 Der andere Standpunkt

Ich möchte Ihnen die Möglichkeit geben, das Thema „Wertschätzung" noch aus einem anderen Blickwinkel zu betrachten. Dazu habe ich Arne Weiffenbach, Gesundheits- und Krankenpfleger, aktuell tätig in der Stabstelle für Auszubildende bei der GFO in Bonn Beul, für ein Interview gewinnen können:

> **Matthias Prehm**
> Hallo Herr Weiffenbach, was macht für Sie ein starkes Team aus?

Arne Weiffenbach
Ein starkes Team hat eine funktionierende Teamkultur, die von allen oder dem überwiegenden Teil der Teammitglieder mitgetragen und aktiv gelebt wird.

Eine stabile Teamkultur kann man nicht „implementieren", diese muss kontinuierlich wachsen und sich weiterentwickeln. Eine Teamkultur wird von vielen Faktoren beeinflusst, aber maßgeblich ist aus meiner Sicht die unmittelbare Teamführung, also bspw. die Stations- oder Abteilungsleitung.

> **Matthias Prehm**
> Wie wertvoll ist für Sie ein Lob?

Arne Weiffenbach
Mein persönliches Empfinden weicht womöglich ein wenig von den gängigen Definitionen ab.

All diese positiven Verhaltensweisen können Menschen sich gegenseitig zukommen lassen, in diesem Kontext liegt der Fokus aber auf dem Verhalten der Führungspersonen gegenüber den Mitarbeitenden.

Lob ist ein spontanes positives Feedback an Mitarbeitende, gemeinhin für eine erbrachte Leistung oder ein gezeigtes Verhalten. Lob ist ein wichtiges Instrument, weil Lob keine besondere Vorbereitung benötigt und bspw. unabhängig von der Gesamtperformance von Mitarbeitenden ausgesprochen werden kann.

> **Matthias Prehm**
> Wie unterscheidet sich die Wertschätzung vom „Loben" Ihrer Meinung nach?

Arne Weiffenbach

Mitarbeitenden gegenüber Wertschätzung zu zeigen, ist im Gegensatz zu Lob ein generelles Verhalten bzw. eine generell positive Einstellung der Führungsperson gegenüber den Mitarbeitenden. Außerdem ist ein wertschätzendes Verhalten gegenüber anderen unabhängig von deren Leistungen und Erfolgen.

> **Matthias Prehm**
>
> Wie stehen Sie zum Begriff der „Wertschätzung"?

Arne Weiffenbach

Es stören mich zwei Aspekte an diesem Begriff: Wenn man ihn wörtlich nimmt, könnte man dies so verstehen, dass der „Wert" einer Person „geschätzt" wird, bspw. aufgrund deren Verhalten oder Leistung; dies hätte dann eine starke Komponente der Zuordnung eines Grades an Nützlichkeit. Versteht man den Begriff hingegen so, dass andere Personen grundsätzlich und bedingungslos als wertvoll angesehen werden, ist dies eine wohlwollende Haltung bzw. ein positives Menschenbild. Diese Haltung wird sich vermutlich im Verhalten der Führungsperson gegenüber den Mitarbeitenden widerspiegeln, führt aber nicht unmittelbar zu einem konkreten Führungsverhalten.

Zudem hat der Begriff der „Wertschätzung" in meiner Wahrnehmung zunehmend eine monetäre Komponente, vermutlich auch aufgrund entsprechender Zuschreibungen zu dem Begriff „Wert". Mitarbeitende bewerten eine bspw. ausbleibende finanzielle Aufwertung als mangelnde Wertschätzung bzw. umgekehrt versuchen sich Arbeitgeber – anstelle eines grundsätzlich wertschätzenden Verhaltens gegenüber den Mitarbeitenden – durch finanzielle Zuwendungen den Anschein wertschätzenden Verhaltens zu geben. In beiden Fällen empfinde ich diese Form der „Wertschätzung" eher als Schmerzensgeld.

> **Matthias Prehm**
>
> Was wäre Ihr Lösungsvorschlag?

Arne Weiffenbach

Ich favorisiere im Kontext der Arbeitswelt den Begriff der „Anerkennung". Als Anerkennung betrachte ich es, wenn Führungskräfte den Mitarbeitenden vermitteln, dass deren Leistung und Verhalten wahrgenommen und positiv gewürdigt wird. Dies kann sich beispielsweise in „Lob" durch die Führungskraft ausdrücken und führt zu dem grundsätzlichen Empfinden der Mitarbeitenden, dass die eigene Leistungsbereitschaft auch unabhängig vom Grad des Erfolgs gewürdigt wird.

> **Matthias Prehm**
>
> Welchen Stellenwert haben Toleranz und Akzeptanz bzw. was ist für Sie wichtiger?

Arne Weiffenbach
Toleranz hat eher den Charakter, eine andere Person bzw. deren Verhalten zu „erdulden". Das kann im Einzelfall bzw. kurzfristig durchaus ein funktionierendes Konzept sein, aber nicht auf Dauer. Damit Menschen in einem Team gut zusammenarbeiten, sollten die Teammitglieder untereinander ein Verständnis für das Verhalten und bspw. die Arbeitsweise der anderen Teammitglieder entwickeln. Nur wer das Verhalten anderer nachvollziehen kann, kann dies ggf. auch akzeptieren, also annehmen und als Teil der Persönlichkeit des anderen bejahen, statt es als Defizit zu betrachten.

Die Voraussetzung hierfür ist wiederum eine offene Kommunikation untereinander, die durch die jeweilige Führungskraft gefördert werden sollte.

Falls Mitarbeitende nur für einen begrenzten Zeitraum vor Ort sind, bspw. Auszubildende in einem Praxiseinsatz, kann Toleranz bis zu einem gewissen Grad ausreichend sein, um nicht unnötige Teamressourcen zu binden.

> **Matthias Prehm**
>
> Wie gelingt Ihrer Meinung nach der Transfer in den Arbeitsalltag?

Arne Weiffenbach
Das liegt aus meiner Sicht in erheblichem Umfang in der Hand der Führungsperson.

Die Führungskraft hat maßgeblichen Einfluss auf die Teamkultur, kann bestimmte Verhaltensweisen fördern oder unterbinden und Einfluss auf die Zusammensetzung des Teams nehmen.

Wenn bspw. eine neue Mitarbeiterin in ein Team kommt, prüfen alle Beteiligten die Teampassung. Stellen die Teammitglieder und die neue Mitarbeiterin fest, dass man das jeweilige Auftreten und Verhalten gegenseitig annehmen kann, kann die Integration der neuen Mitarbeiterin in das Team gelingen. Erscheint eine solche Passung nicht möglich, ist es an der Führungskraft, das Team zu schützen und an dieser Stelle lieber auf eine personelle Verstärkung zu verzichten, als den Teamerfolg zu gefährden.

Es wird kaum gelingen (und ist aus meiner Sicht auch nicht sinnvoll), dass alle Mitglieder eines Teams gleich oder sehr ähnlich „ticken", aber sehr wohl, dass die Teammitglieder sich gegenseitig in ihrer Verschiedenheit akzeptieren und miteinander auf ein gemeinsames Ziel hinarbeiten können. Heterogene Teams mit sehr unterschiedlichen Persönlichkeiten haben viel bessere Möglichkeiten, neue Mitarbeitende zu integrieren, und damit auch viel größere Chancen, neue Teammitglieder zu gewinnen und zu halten, da sich neue Mitarbeitende nicht in erster Linie „einfügen" im Sinne von anpassen müssen.

Matthias Prehm

Welche Bedeutung kann demnach authentische Anerkennung für ein Team haben?

Arne Weiffenbach
Authentizität ist ein Schlüsselfaktor. Wenn sich Menschen authentisch begegnen, können mögliche Konflikte offen angesprochen und aufgelöst werden oder beispielsweise Meinungsverschiedenheiten akzeptiert werden, weil man die Beweggründe seines Gegenübers kennt und nachvollziehen kann.

Arne Weiffenbach
Gesundheits- und Krankenpfleger; seit Juli 2023 Leiter der Stabsstelle Ausbildung in den GFO (Gemeinschaft der Franziskanerinnen zu Olpe) Kliniken Bonn; zuvor seit 2011 stellvertretender Pflegedirektor der GFO Kliniken Bonn. Inklusive Ausbildung seit 1996 bei der GFO.

Notes

1. Gallup Studie: Download File StateOfAmericanManager_0515_mh_LR.pdf (3.03 MB).
2. Martin Walser, Nichts ist ohne sein Gegenteil wahr, Quartino Verlag, München 2012.
3. Emmons R. A., Mc Cullough M. E. (2003). Counting Blessings Versus Burdens: An Experimental Investigation of Gratitude and Subjective Well-Being in Daily Life. *Journal of Personality and Social Psychology.* Vol. 84, No. 2, 377–389. /Studie von Emmons und Mc Cullough (2003).
4. Stefanie Stahl: Leben kann auch einfach sein. So stärken Sie Ihr Selbstwertgefühl, Kailash Verlag, 2020.

5

Empathie – wichtig für Teamplayer

Eine unverzichtbare Kompetenz für Menschen, die in einem Team erfolgreich und zufriedenstellend arbeiten wollen, ist Empathie. Da diese wichtige Fähigkeit komplex ist, ist es sehr hilfreich, die unterschiedlichen Bereiche zu definieren und wesentliche Merkmale herauszustellen:

- **Emotionale Empathie**:
  Hierbei fällt es uns leicht, Mitgefühl zu entwickeln. Die Stimmungslage der anderen Person überträgt sich auf uns und wir empfinden genauso. Wir werden ebenso traurig, fröhlich, wütend usw.
- **Kognitive Empathie**:
  Wir erkennen die Gefühlslage, Ansichten oder Gedanken anderer. Wenn Patienten beispielsweise eine schlechte Diagnose übermittelt bekommen, verstehen wir die Niedergeschlagenheit und reagieren dementsprechend darauf.
- **Soziale Empathie**:
  Diese wertvolle Kompetenz zeigen wir, indem es uns gelingt, unvoreingenommen und offen auf andere zuzugehen. Da wir in einer vielfältigen Gesellschaft leben, deren Menschen neben vielen Gemeinsamkeiten auch große Unterschiede aufweisen, sind wir dadurch in der Lage, unsere Gegenüber zu akzeptieren.

Neben diesen drei verschiedenen Formen gibt es vier Säulen, mit deren Hilfe es uns gut gelingt, Empathie zu leben:

- **Wahrnehmung:**
  Wir erkennen schnell die Gefühlslage der anderen Person, wenn wir neben dem Gesagten (verbale Kommunikation) auch die nonverbale Ebene beachten. Mimik, Gestik und Körpersprache verraten uns viel über die Emotionen. Das Wohlbefinden der anderen Person spiegelt sich ebenfalls in der Stimmlage und Stimmmelodie wider. Wenn Sie mit kognitiv eingeschränkten Menschen arbeiten (z. B. in einem Seniorenheim), erkennen Sie häufig anhand der gesamten Körpersprache, in welcher emotionalen Situation sich Ihr Gegenüber befindet. Ähnliches kennen Intensivpflegende. Bei Patienten, die sediert und beatmet sind, erkennen erfahrene Pflegende die Bedürfnisse und handeln dementsprechend.
- **Verständnis:**
  Hierbei setzen Sie sich mit der Frage auseinander, warum es der anderen Person gut oder schlecht geht.
- **Resonanz:**
  Dies ist die unmittelbare Reaktion auf die Gefühlslage der anderen Person. Sie können Mitgefühl vermitteln, indem Sie mit Worten oder Handlungen helfen. Angesichts schwieriger Gespräche (z. B. wenn Patienten eine schlechte Diagnose erhalten) kann Verbundenheit mehr helfen als Ratschläge oder Tipps.
- **Antizipation:**
  Sie können es voraussehen, wie sich die Person in Zukunft verhalten wird. Dabei nutzen Sie frühere Erfahrungen und leiten eine Prognose für die Zukunft ab. Es ist eine Art vorausschauende Emotionsreaktion.

Diese Aspekte sind die Voraussetzung und die Grundlage für positive zwischenmenschliche Beziehungen und öffnen uns die Tür zu vielen weiteren Fähigkeiten. Wir schaffen damit ein stabiles soziales Netzwerk, erweitern unsere Sozialkompetenz, wirken sympathischer und sind im Endeffekt erfolgreicher im Beruf.

Ich möchte Ihnen vermitteln, was meiner Ansicht nach elementar ist, um den Wert „Empathie" im Alltag mit Leben zu füllen. Ist es erlernbar und wie geht das? Warum ist Selbstempathie so wichtig? Was macht einen empathischen Menschen aus und wie können Sie Ihre empathischen Fähigkeiten erweitern? Warum ist es für Sie selbst und für ein Team wichtig, emotionale Intelligenz zu pflegen? Welche Folgen kann anhaltende Empathielosigkeit haben? Ich habe mögliche Antworten auf diese Fragen gefunden und möchten Ihnen aufzeigen, welche Möglichkeiten sich für Sie und Ihr Team eröffnen, wenn Sie Vielfalt und Unterschiedlichkeit schätzen und Offenheit leben.

Da dieses Buch sehr praxisorientiert ist, präsentiere ich Ihnen keine Duden-Definition oder den erstbesten Wikipedia-Eintrag über das Thema. Ich habe stattdessen die erfahrene Empathietrainerin Manuela Amann nach ihrer Definition gefragt:

„Empathie ist

- Ruhe im Kopf,
- entspannt-sein im Gesicht,
- Liebe in den Augen,
- Eleganz im Herz
- und die Gewissheit, dass jedes Bemühen um mich selbst und um andere glücklich macht."

Manuela Amann

hat als Ergotherapeutin fast 20 Jahre lang in Kliniken gearbeitet und weiß, was sich Mitarbeitende in Kliniken wünschen, um Wertschätzung zu erfahren. Sie gründete 2018 nebenberuflich das Unternehmen „Erfolg durch Empathie", das zum Ziel hat, die Empathie im Gesundheitsbereich zu stärken. 2020 ging die erste Folge ihres Podcasts unter dem Namen EmpathieMANUfaktur online und zählt heute über 100 Ausgaben, die sich alle mit dem Thema Empathie im Alltag beschäftigen. Seit 2021 ist Manuela Amann selbstständig tätig und bereichert mit ihren Seminaren und Workshops mittlerweile Unternehmen verschiedenster Größe und Branchen. Im Herbst 2024 erschien ihr erstes Buch „Schere, Tupfer, Empathie". Schauen Sie sich auf der Homepage www.erfolg-durch-empathie.de um und entdecken Sie die faszinierende Vielfalt dieses Themas und lassen Sie sich von der Freundlichkeit und Offenheit Manuelas begeistern.

Hier ist der Link zum Podcast von Manuela Amann:

Sie erkennen bereits an der Definition, dass Empathie bei einem selbst beginnt. Diese gelebte authentische Haltung prägt unser Miteinander im Team und ist ein wichtiger Aspekt des Pflegeberufes. Wenn Sie dies reflektiert einsetzen, entlastet ein emphatisches Miteinander die Pflegenden, kann Patienten die Ängste nehmen und erleichtert die Wahrnehmung von Bedürfnissen und Gefühlen.

5.1 Empathie ist erlernbar!

Unsere täglichen Handlungen und Reaktionen auf Situationen und Außenreize beruhen auf Gewohnheiten, die wir uns angeeignet haben. Verschiedene Verhaltensmuster haben wir uns abgeschaut bei Eltern, Geschwistern, Freunden und Kollegen. Einige haben wir nicht hinterfragt und einfach übernommen, bei anderen wiederum haben wir eigene Ideen und Strategien entwickelt. Wenn Sie nun die Grundbereitschaft haben, sich selbst weiterzuentwickeln und dazulernen möchten, haben Sie die erste Hürde schon genommen.

Neben vielen anderen Möglichkeiten, wie Sie sich zum Thema Empathie weiterbilden können, möchte ich Ihnen zwei besondere Bildungsangebote empfehlen:

> **Angebot 1**
> Die bereits erwähnte Buchautorin und Empathietrainerin Manuela Amann bietet beispielsweise ein dreistufiges Training an. Es beginnt mit einem grundsätzlichen Management der eigenen inneren und äußeren Haltung. Erkennen Sie Ihren Selbstwert und gehen Sie optimiert mit Ihren Ressourcen um. Im zweiten Teil wird die Bedeutung von Gestik und Mimik herausgearbeitet. Ebenso erfahren Sie etwas über die sieben Basisemotionen und lernen den Bereich der gewaltfreien Kommunikation nach dem US-amerikanischen Psychologen Marshall Rosenberg kennen. Zum Abschluss vertiefen Sie Ihr erworbenes Wissen und Sie können individuelle Schwerpunkte für sich setzen. Sie erfahren demnach, wie Sie Verständnis füreinander entwickeln, sich gegenseitig unterstützen können, wertschätzendes Feedback geben und wie Sie mit Empathie persönlich wachsen.
> Weitere Informationen finden Sie unter https://erfolg-durch-empathie.de

In einem Video zeigt sie uns sehr anschaulich, was Empathie für uns und für das Team leisten kann.

`https://sn.pub/d2m2qt`

Angebot 2

Das zweite Angebot ist das vielbeachtete Forschungsprojekt empCARE. Es handelt sich um ein empathiebasiertes Entlastungskonzept für Gesundheits- und Sozialberufe. In zweitägigen Seminaren erleben Sie die Auswirkungen empathischen Handelns, wann Empathie Sie auch belasten kann und wie es gelingen kann, sich dabei selbst im Blick zu behalten. Schwierige Situationen können besser gemeistert werden, psychische Belastungen werden verringert und Ihre Berufsmotivation bleibt erhalten. Sie erfahren, wie Sie sich in emotional herausfordernden Situationen besser schützen und gleichzeitig in Kontakt mit der anderen Person bleiben.

Ein Arbeitsbuch hierzu ist im Springer Verlag erschienen: *empCARE – Arbeitsbuch zur empathischen Entlastung in Pflege- und Gesundheitsbereichen.*

Eine sehr hörenswerte Podcastfolge ist „Übergabe – der Pflegepodcast". Hier beschreibt Ludwig Thiry, Empathietrainer und Mitbegründer von empCARE, sehr anschaulich, wie wichtig Empathie im Pflegealltag ist.

Mehr Informationen erhalten sie unter https://www.empcare.de.

Für dieses Buch hat Ludwig Thiry beschrieben, wie eine verbesserte Teamkultur basierend auf der Erfahrung in den Trainings von empCARE durch reflektierte Empathie entstehen und auch erhalten werden kann.

empCARE – die Verbesserung der Teamkultur durch reflektierte Empathie

Durch die Berücksichtigung von Dienstplanwünschen sind in einem Pflegeteam zwei Untergruppen entstanden – die Frühschicht und die Spätschicht. Das Richten der Medikamente für den nächsten Tag gehört zu den regelhaften Aufgaben des Spätdienstes. Vor einiger Zeit hat irgendjemand aus dem Frühdienst angefangen, die Tabletten schon im Frühdienst zu stellen. Anfangs freuten sich die Kolleg:innen des Spätdienstes und bedankten sich. Das wiederum motivierte den Frühdienst, wann immer die Zeit da war, dem Spätdienst diese Arbeit abzunehmen. Jetzt aber ist Frust eingetreten. Vor Kurzem begann eine Kollegin ihren Dienst mit einem vorwurfsvollen Blick und den Worten: „Tabletten sind noch nicht gestellt?"

Diese Geschichte brachte eine Pflegefachfrau in ein teaminternes empCARE-Coaching ein. Sie zeigt, wie Vorgesetzte empCARE nutzen können, um das gegenseitige Verständnis zu fördern, Konflikten vorzubeugen oder sie zu bearbeiten. Die Mitglieder des Teams hatten zuvor fast vollständig im Rahmen eines BGM-Projekts an empCARE-Seminaren teilgenommen. Sie hatten gelernt, Emotionen und Bedürfnisse ihrer Patient:innen genauer zu erkunden sowie die eigenen Gefühle und Bedürfnisse in herausfordernden Situationen wahrzunehmen und zu integrieren.

Die wissenschaftliche Evaluation zeigt die positive Wirkung des Trainings für die Prävention von Burn-out unabhängig davon, wie viele Personen aus einem Team teilgenommen haben. Unserer Erfahrung nach kann die Teilnahme einer größeren Anzahl von Pflegefachpersonen aus dem gleichen Team allerdings nützliche Zusatzeffekte haben, vor allem bei einer Verstetigung des Ansatzes in teaminternen Coachings.

Im Rahmen des BGM-Projekts fanden auf der genannten Station zwölf Teamcoachings statt, die einmal monatlich im Rahmen der Mittagsübergabe durchgeführt wurden. Angelehnt an einen der Bausteine des empCARE-Konzepts, nämlich die Gewaltfreie Kommunikation von Marshall Rosenberg, analysierte das Team jeweils eine schwirige pflegerische Interaktion. Einmal ging es um eine Patientin, die schon lange auf der Station lag und sich im Erleben der Pflegefachpersonen aufgegeben hatte, ein andermal um die Verarbeitung einer akuten Verschlechterung bei einem Patienten im Nachtdienst oder um eine psychisch labile Patientin, bei der anamnestisch ein Drogenkonsum bekannt war, die viel weinte und durch Rauchen im Zimmer einen Feueralarm ausgelöst hatte.

Bei allen Coachings übernahm jeweils ein Teammitglied die Fallbearbeitung aus der eigenen Sicht, während die anderen zuhörten. Die Analyse erfolgte in vier Schritten

1. Sachliche, wertfreie Beschreibung der Situation
2. Benennung der Gefühle der Patientin oder des Patienten und der Pflegefachperson, die den Fall vorstellte
3. Erforschung der hinter den Gefühlen stehenden Bedürfnisse der Patientin oder des Patienten und der Pflegefachperson
4. Brainstorming von möglichen alternativen Handlungsoptionen durch das gesamte Team

Gegen Ende der Coachingreihe brachte eine Pflegefachfrau das oben beschriebene Thema ein. Sie reflektierte die Situation in den genannten Schritten. Nach Widergabe der kurzen Gesprächssequenz mit der Kollegin vom Spätdienst nannte sie Ärger und Traurigkeit als Gefühle, die in der Situation bei ihr aktiv waren. Während der Ärger mit dem nicht befriedigten Bedürfnis nach Anerkennung für die freiwillig und zusätzlich erbrachte Arbeit zusammenhing, bezog sich die Traurigkeit auf das Bedürfnis nach einer intakten Beziehung und gegenseitigem Respekt. Als mögliche Handlungsoption für den Umgang mit der bisher nicht thematisierten Frustration kam für die Fallbearbeiterin die Bitte um ein Gespräch mit der nicht anwesenden Kollegin infrage, bei dem sie klarstellen wollte, dass das Richten der Medikamente durch den Frühdienst keine Selbstverständlichkeit ist und sie sich einen Dank wünscht, wenn es erfolgt. Für die Tage, an denen der Frühdienst die Aufgabe nicht erledigt hat, möchte sie um Aufmerksamkeit für möglichen Stress im Frühdienst bitten und die Nachfrage, wie der Tag war und wie es den Kolleg:innen geht.

Das Beispiel zeigt, wie Vorgesetzte empCARE für die Verbesserung der Teamkultur einsetzen können:

- empCARE hat präventive Wirkung hinsichtlich Burn-out/Cool-out.
- empCARE ermöglicht, dass Pflegefachpersonen sich selbst und die anderen Teammitglieder besser kennenlernen.
- empCARE fördert den Austausch über die individuellen Bedürfnisse der Teammitglieder und ihre Vorstellungen, wie sie konkret befriedigt werden können.
- empCARE ermöglicht die Reflexion schwieriger Interaktionen.
- empCARE trägt zur Vermeidung oder Bearbeitung von Konflikten bei.
- empCARE unterstützt Zusammenhalt und Verständigung in Teams.

5.2 Impathie – Voraussetzung für ein verständnisvolles Miteinander

Die Fähigkeit, sich in sich selbst einzufühlen, bezeichnet man als Impathie. Sie ist eine wichtige Grundvoraussetzung, damit der notwendige Perspektivwechsel zu unserem Gegenüber gelingt.

Für empathisches Handeln ist bereits bei der Geburt alles vorhanden. So reagieren Babys bereits sehr früh auf die Emotionen anderer. Sie vergießen schnell Tränen, wenn sie ein anderes Kind weinen hören. Diese Gefühlsansteckung ist die Vorstufe der Empathie, und verantwortlich dafür sind Spiegelneuronen. Sie kennen sicherlich das Phänomen beim Gähnen. Jemand in Ihrer Nähe gähnt und Sie imitieren das Verhalten. Es gibt demnach eine angeborene Komponente. Allerdings ist dies längst nicht alles. Empathisches Verhalten geht über die automatische Gefühlsansteckung hinaus und stellt eine bewusste Wahl dar. Sie können sich gezielt dafür entscheiden, empathisch zu sein.

Damit Sie Emotionen, Gedanken und Motive Ihres Gegenübers erkennen, verstehen und nachvollziehen können, brauchen Sie jedoch erst einmal Klarheit über sich selbst. Daher ist die Selbstwahrnehmung die Grundlage dafür, sich in andere hineinzuversetzen.

In diesem Zusammenhang ist der Blick auf die eigenen Ressourcen sehr wertvoll. Sie müssen sich wohlwollend um sich selbst kümmern, dann können Sie empathisch auf andere zugehen. Es ist hierbei wie bei einem Druckabfall im Flugzeug, wenn die Sauerstoffmasken aus der Decke fallen. Setzen Sie sich die Maske zuerst selbst auf, atmen Sie tief ein und *dann* helfen Sie Ihrem Sitznachbarn. Auch in der Klinik können Sie sich nur dann um andere kümmern, wenn Sie dafür die notwendige Energie haben. Sie arbeiten in einem Team konstruktiv, zielführend und harmonisch zusammen, wenn sich alle auf das gemeinsame Ziel konzentrieren können und nicht von ungelösten persönlichen Problemen Einzelner daran gehindert werden. Dieser Selbstschutz bewahrt uns vor Überforderung und wir lernen Grenzen zu setzen. Ein wichtiger Aspekt, den ich bereits in Abschn. 4.5 ausführlich behandelt habe. Impathie befähigt uns, die eigenen Wünsche, Impulse und Emotionen zu spüren. Statt sie abzuwerten und zu ignorieren, können wir ihnen urteilsfrei begegnen. Das wiederum hilft dabei, uns und unsere Persönlichkeit besser zu verstehen, sowohl Stärken als auch Schwächen leichter zu akzeptieren und zu integrieren. Nehmen Sie diese Einladung zu sich selbst an und stärken Sie damit ebenso Ihr Selbstvertrauen.

Um diesen „positiven Egoismus" zu leben, hilft es, offen mit unseren eigenen Emotionen umzugehen. Umso besser können wir uns in die Gefühle anderer hineinversetzen.

Natürlich können Sie üben, Ihre Impathie zu erkennen und zu stärken!

> **Übung**
>
> Eine wertvolle Achtsamkeitsübung für den Alltag ist das Führen eines Tagebuches. Beschreiben Sie kurz die erlebte Situation und notieren Sie Ihre Gefühle in dem Moment:
>
> - Was haben Sie erlebt?
> - Welche Gedanken kamen Ihnen in der Situation?
> - Warum waren Sie ärgerlich, wütend, überrascht, fröhlich, ausgelassen usw.?
> - Wie reflektieren Sie Ihre Reaktion jetzt?

empCARE hat ergänzend zu dem Seminarangebot einen Film produziert. Passend zu diesem Kapitel lautet der Titel „Mitarbeiterin des Monats – Pflege, Empathie und Belastung". Genießen Sie diesen ausdrucksstarken Kurzfilm zur emotionalen Überlastung und reflektieren gern dabei Ihr eigenes Verhalten. Wo sind Ihre Grenzen, für andere da zu sein? Folgen Sie dem Hashtag #wasistdeinereisszwecke!

`https://sn.pub/4gmoum`

5.3 Was macht einen empathischen Menschen aus?

Neben einer gesunden Selbstwahrnehmung gibt es eine Vielzahl von Eigenschaften, die uns helfen, unser Gegenüber besser zu verstehen. Die folgenden Aspekte und Erläuterungen können Sie jeweils als Aufforderung verstehen, sich selbst zu hinterfragen. Wie gelingt es Ihnen, die genannten Merkmale in Ihre Kommunikation einzubeziehen?

Praktizieren Sie aktives Zuhören
Ein Eckpfeiler empathischer Kommunikation ist das Praktizieren des aktiven Zuhörens. Dadurch signalisieren Sie die Bereitschaft, sich gewissenhaft mit Ihrem Gegenüber auseinanderzusetzen. Diese Fähigkeit beinhaltet unter anderem, dass Sie während des Gesprächs den Blickkontakt halten. Schauen Sie der Person in die Augen, lassen Sie Ihren Blick durchaus mal schweifen und kehren Sie wieder zu Ihrem Gesprächspartner zurück. Vermeiden Sie es, jemanden „anzustarren", und lassen Sie sich während des Gesprächs nicht von anderen Dingen ablenken. Idealerweise sorgen Sie vorab für eine angenehme Atmosphäre, indem Sie einen ungestörten Raum wählen und genügend Zeit für das Gespräch einplanen. Wenn Sie gezielt nachfragen, das Gesagte mit Ihren Worten zusammenfassen und Ihren Gesprächspartner nicht unterbrechen, erkennen und verstehen Sie die Emotionen des anderen.

Zuhören bedeutet nicht, lediglich eine Atempause zu machen, während Ihr Gesprächspartner redet. Zeigen Sie Interesse, indem Sie sich Gehörtes merken, Zusammenhänge erfassen und die Bereitschaft signalisieren, das Anliegen zu verstehen und darauf einzugehen.

Ein nachvollziehbarer Drang bei Meinungsverschiedenheiten ist, sofort zu antworten. Diesem zu widerstehen, lässt sich ebenfalls üben, indem Sie sich darauf konzentrieren, den Standpunkt und die Haltung der anderen Person zu verstehen. So nehmen Sie diese ernst, auch wenn Sie mit ihrer Haltung nicht einverstanden sind.

Sie stärken persönliche Verbindungen und fördern ein unterstützendes Umfeld von Verständnis und Respekt, indem Sie aktives Zuhören mit Einfühlungsvermögen und Aufrichtigkeit praktizieren.

Stellen Sie zielführende Fragen
Fragen zu stellen, ist ein wirksames Mittel, um die Motivationen, Probleme und Emotionen anderer zu verstehen. Indem wir vorgefasste Meinungen vermeiden und neugierig sind, können wir echtes Mitgefühl entwickeln und durch Kommunikation sinnvolle Verbindungen herstellen.

Offene Fragen decken effektiv zugrunde liegende Wahrheiten auf und sorgen dafür, dass sich die andere Person gehört und verstanden fühlt. Anstatt nach einer Bestätigung unserer Vorurteile zu suchen, fördern explorative Fragen eine echte Erkundung und einen Austausch von Perspektiven. Um eine nicht bedrohliche Umgebung zu fördern, ist es wichtig, „Warum"-Fragen, die als konfrontativ empfunden werden können, durch „Wie"-, „Wo"-, „Wann"- und „Wer"-Fragen zu ersetzen.

Das Ziel muss sein, Vertrauen aufzubauen und einen Raum zu schaffen, in dem Gedanken und Erfahrungen ohne Angst vor Verurteilung ausgetauscht werden können.

Vermeiden Sie Annahmen über die Absichten oder Motivationen anderer. Suchen Sie stattdessen nach Klärung durch sinnvolle Fragen, um produktive Gespräche zu gewährleisten. Wenn wir die Gründe hinter den Handlungen oder Aussagen einer Person verstehen, können wir ihre Perspektive besser einschätzen und gegenseitiges Verständnis fördern.

Unvoreingenommen und mit echter Neugier Fragen zu stellen, hilft unserem Einfühlungsvermögen und schafft eine unterstützende Umgebung für eine offene Kommunikation.

Nehmen Sie einen Perspektivwechsel vor
Als ich zu Beginn meiner beruflichen Laufbahn als Krankenpfleger mit der Thematik und dem Begriff der Empathie in Berührung kam, hörte ich häufig den Satz: „Du musst die Menschen da abholen, wo sie stehen." Mein erster Gedanke war damals: „Dann kann ich gleich Busfahrer werden, er macht doch nichts anderes!" Okay, Humor und Empathie passen sehr gut zusammen …

Es wurde mir mit zunehmender Berufserfahrung immer wichtiger, mich in Situationen anderer hineinversetzen zu können, um deren Sichtweise zu akzeptieren.

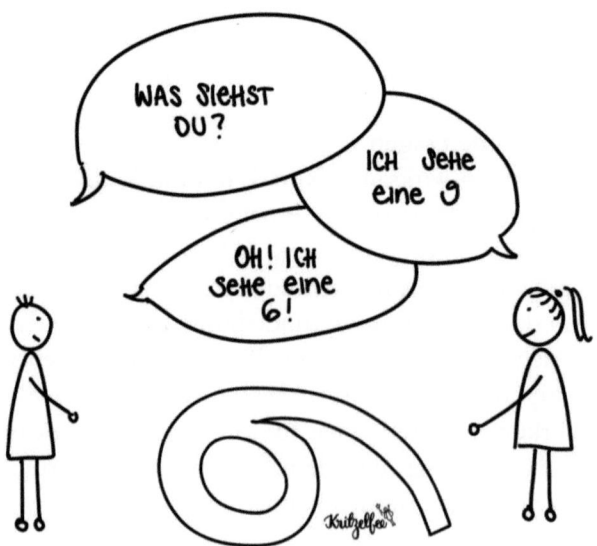

© Matthias Prehm, mit freundlicher Genehmigung

Dabei ist die Anerkennung der Unterschiedlichkeit ein entscheidender Schritt. Dies ermöglicht, Raum zu schaffen für das Verständnis anderer Sichtweisen. Es bedeutet hingegen nicht, die eigene Meinung und Perspektive aufzugeben. Empathische Kommunikation erfordert Offenheit und Neugier, um Unterschiede zu verstehen und gleichzeitig Authentizität am Arbeitsplatz zu fördern. Wenn dieses Konzept von allen Seiten gelebt wird, können gemeinsam konstruktive Lösungen gefunden werden.

Eine hilfreiche Möglichkeit, eine andere Betrachtungsweise zuzulassen, sind gezielte Selbstreflexionsfragen:

- „Was würde ich wollen, wenn ich in dieser Situation wäre?"
- „Möchte ich von mir eingearbeitet werden?"
- „Möchte ich mit mir selbst zusammenarbeiten?"
- „Möchte ich von mir gepflegt/behandelt werden?"
- „Möchte ich auch so von meinem Gegenüber behandelt werden?"

Diese Fragen können Sie ebenso Ihren Gesprächspartnern stellen, wenn Sie merken, dass deren Sichtweise temporär etwas eingeschränkt wirkt.

Seien Sie offen und unvoreingenommen
Eine weiterer Schritt auf dem Weg zu empathischer Kommunikation ist es, Vorurteile abzubauen, denn sie errichten Barrieren, die das Verständnis und das weitere Miteinander behindern. Das Phänomen vom „ersten Eindruck" ist bekannt: Innerhalb von Sekunden achten wir auf das Äußere (Größe, Kleidung, Gestik, Mimik usw.) und entscheiden, wo wir diese Person gedanklich einsortieren, in welche „Schublade" wir jemanden „stecken". Unsere Erwartungen, Erfahrungen, vorgefertigten Meinungen und Vorurteile fließen in diese Bewertung mit ein und dadurch entsteht ein Bild. Sicherlich haben Sie ebenfalls die Erfahrung gemacht, dass manchmal der erste Eindruck nicht unbedingt der richtige ist. Es gibt zwar Überschneidungen („Das habe ich mir ja gleich gedacht!"), jedoch sollten Sie sich die Offenheit bewahren, jemanden genauer kennenzulernen.

Im Kontakt mit Patienten kann jeder Tag einen neuen Eindruck bereithalten. Dabei wäre es empfehlenswert, die aktuelle Situation Ihres Gegenübers in die Gesamtbetrachtung mit einzubeziehen.

Bei Kollegen hingegen, die wir als schwierig empfinden, fällt es uns häufig schwer, selbst auf den zweiten Blick positive Eigenschaften zu erkennen. Da reicht manchmal schon ein Blick in den Dienstplan: Wenn dort die „falschen" Namen stehen, ahnen wir vermeintlich voraus, wie dieser Arbeitstag verlaufen wird! Treten Sie dieser unnötigen selbsterfüllenden Prophezeiung bewusst entgegen und halten Sie nicht an Ihrem vorgefertigten Bild fest.

Nehmen Sie sich Zeit
Hierbei sind zwei Aspekte wichtig:

1. Geben Sie sich Zeit zur persönlichen Entwicklung. Eine empathische Grundhaltung kommt nicht von heute auf morgen. Wenn Sie häufig nur oberflächliche Kontakte gepflegt haben, nehmen Sie sich die nötige Zeit dies zu ändern, um empathisches Denken und Handeln zu entwickeln.
2. Der Faktor, „sich Zeit für jemanden zu nehmen", ist der Schlüssel, um uns auf unser Gegenüber einlassen zu können. Es ist eine große Wertschätzung, sich Zeit für jemanden zu nehmen. Die eigentliche Wahrheit hinter dem Satz „Ich habe heute keine Zeit." bedeutet: Etwas anderes ist mir wichtiger. Überlegen Sie bei der Frage „Wie geht es Dir?" vorher, ob Sie auch genügend Zeit für das Hören der Antwort haben. Wenn Sie kurz vor einem Termin sind und Ihr Telefon klingelt, können Sie entweder nicht abheben oder gemeinsam einen besseren Zeitpunkt verabreden.

Drücken Sie Verständnis aus
Hierbei geht es nicht darum, bedingungslos die Meinung des anderen anzunehmen. Sondern es bedeutet, dass Sie verstehen und nachvollziehen können, warum Ihr Gegenüber so handelt, redet oder empfindet. Da Menschen aufgrund ihrer individuellen Erfahrungen und Perspektiven unterschiedlich mit Situationen umgehen, gibt es folglich ebenso verschiedene Strategien. Anstatt abweichende Ansichten pauschal abzulehnen, sollten Sie versuchen, sie zu verstehen. Bleiben Sie in Gesprächen aufgeschlossen und suchen Sie nach Gemeinsamkeiten. Dies fördert das Verständnis und reduziert Spannungen. Dieses Verständnis entsteht, wenn Sie die oben genannten Merkmale einer empathischen Kommunikation berücksichtigen.

Erzählt Ihnen ein Kollege beispielsweise von einem Erlebnis und Sie sagen: „Ich kann das sehr gut nachvollziehen.", entsteht Verbundenheit. Wenn Sie stattdessen sofort von eigenen Erfahrungen berichten, ohne auf ihn einzugehen, erreichen Sie genau das Gegenteil. Wir können eine Umgebung schaffen, die echtes Verständnis und sinnvolle Kommunikation fördert, indem wir auf Urteile verzichten und Interaktionen mit Offenheit und Empathie leben.

5.4 Warum Sie emotionale Intelligenz pflegen sollten

Die erwähnten sozialen Kompetenzen können ihr gesamtes Potenzial entfalten, wenn innerhalb des Teams ein Konsens über die Wichtigkeit dieser Themen besteht. Teamempathie spielt eine entscheidende Rolle dabei, den gewachsenen Herausforderungen in der Arbeitswelt mit gesteigerter lösungsorientierter Widerstandfähigkeit zu begegnen. Sie bezeichnet die Fähigkeit, sich in die Emotionen und Perspektiven anderer Teammitglieder hineinzuversetzen und deren Gefühle zu verstehen. Emotionale Intelligenz ist dabei ein zentraler Bestandteil, denn sie umfasst die Fähigkeit, eigene Emotionen zu erkennen und zu regulieren sowie die Beweggründe anderer zu erkennen und darauf einfühlsam zu reagieren. Welche konkreten Vorteile ergeben sich hierbei im Team?

Sie verbessern die Kommunikation
Eine empathische Teamatmosphäre fördert offene und ehrliche Kommunikation. Dies setzt voraus, dass diese Offenheit von allen Seiten mit Leben gefüllt wird. Hinzu kommt das sofortige Intervenieren, falls „hinter deren Rücken" über andere gesprochen wird. Die Bereitschaft, Meinungen und Bedenken offen zu äußern, steigt, wenn alle im Team erfahren, dass dies keine negativen Konsequenzen hat. Damit das gelingen kann, ist ein weiterer wichtiger Faktor, den Gesprächen täglich Zeit und Raum zu geben.

> **Tipp**
> Etablieren Sie eine tägliche kurze Nachbesprechung des Arbeitstages. Beispielsweise können Sie nach der Übergabe vom Frühdienst an den Spätdienst kurz (für ca. zwei Minuten) die Kollegen vom Vormittag die Frage stellen: „Wie war der Dienst?" Falls die Rückmeldungen zunächst verhalten sind, können Sie gezielt nachfragen: „Was lief heute gut?", „Was war nicht optimal?", „Was sollten wir ändern?"
> Meine Erfahrung zeigt, dass so Probleme und Differenzen zeitnah und deutlich sachlicher angesprochen werden. Ebenso wird häufiger etwas Positives erwähnt. Insgesamt wird durch diese Besprechungen das Verständnis füreinander gestärkt.

Diese regelmäßigen, kurzen Besprechungen helfen dabei, Missverständnisse zu minimieren, Konflikte konstruktiv zu lösen, die Erwartungen Einzelner aufzunehmen und empathisch reagieren zu können.

Sie stärken den Teamgeist
Sie schaffen ein Gefühl der Zugehörigkeit, der Gemeinschaft und des Zusammenhalts, wenn die Mitglieder Ihres Teams sich gegenseitig unterstützen und ihre Herausforderungen miteinander teilen. Emotionale Intelligenz trägt dazu bei, dass die Bedürfnisse der Kollegen erkannt werden. Wenn darauf eingegangen wird, stärkt dies die Loyalität und Verbundenheit.

> **Tipp**
> Bieten Sie gemeinsame Unternehmungen im Team an. Die Organisation einer Kanutour ist mit zwei E-Mails und einem Aushang am „Schwarzen Brett" relativ einfach. Jeder bringt für sich und andere etwas zu essen und zu trinken mit und „wir treffen uns am (Datum) um 10:00 Uhr an der Schleuse (Ort einfügen)". Zack, fertig! Alternativ machen Sie einen Fahrradausflug, vereinbaren ein Treffen am Glühweinstand oder veranstalten einen Grillabend. Ihrer Fantasie sind keine Grenzen gesetzt.
> Wenn nun viele Mitglieder aus dem Team bei einer Veranstaltung dabei sind (Weihnachtsfeier, Sommerfest o.Ä.), denken Sie bitte an die Kollegen, die in dieser Zeit arbeiten. Sie werden sich über einen Gutschein, leckeres Essen und ein aufrichtiges „Dankeschön" sehr freuen.

Sie erhöhen die Mitarbeiterzufriedenheit
Tägliche Zusammenarbeit, welche auf Empathie basiert, führt zu einem höheren Wohlbefinden. Menschen fühlen sich wertgeschätzt und respektiert, wenn ihre Emotionen berücksichtigt werden. Ein empathisches Arbeitsumfeld trägt dazu bei, Stress und Frustration zu reduzieren, was wiederum die Ausgeglichenheit der Mitarbeitenden fördert. Emotionale Intelligenz spielt eine Schlüsselrolle dabei, wie Führungskräfte und Kollegen auf die emotionalen Bedürfnisse aller eingehen.

Sie verbessern die effektive Konfliktlösung und bewältigen den Alltag besser
In jedem Team kommt es gelegentlich zu Konflikten. Empathie ermöglicht es den Teammitgliedern, die Standpunkte und Emotionen anderer zu verstehen, was zu einer erfolgreichen Konfliktlösung führt. Wenn wir die Beweggründe hinter den Emotionen anderer erkennen, können wir gemeinsam Lösungen finden, die für alle akzeptabel sind. Emotionale Intelligenz hilft nicht nur bei der Konfliktbewältigung, sondern auch bei der Gestaltung des Alltags.

All dies fälltebenso in den Bereich der Stressbewältigung. Wie bereits in Abschn. 4.4.1 erläutert, gibt es zwei Formen von Stress: Distress und Eustress. Als Distress bezeichnen wir das Gefühl der Überforderung. Wir sind von

Kleinigkeiten schnell genervt und merken, dass uns alles zu viel wird. Beim Eustress hingegen stellen wir uns den Herausforderungen, die Aufgaben sind lösbar und wir empfinden Freude am Tun. Unser Bestreben ist demnach, dass wir nicht jeden Tag in diesem Distress stecken, sondern es schaffen, unseren Alltag zu gestalten. Sie können wieder agieren statt reagieren und behalten dadurch „das Heft des Handelns" in der Hand.

Teammitglieder, die empathisch sind, können emotionale Unterstützung bieten, was dazu beiträgt, herausfordernde Situationen besser zu bewältigen.

Sie steigern die Widerstandsfähigkeit des Teams
In Zeiten des Wandels oder der Unsicherheit ist es wichtig, dass Teammitglieder auf die Bedürfnisse ihrer Kollegen eingehen und Verständnis für deren Herausforderungen zeigen. Wenn emotionale Intelligenz im Team gepflegt wird, werden Sie als Gemeinschaft in sich deutlich resilienter (widerstandsfähiger). Dies erleichtert einen Perspektivwechsel und ermöglicht allen, flexibel auf täglich neue Situationen reagieren zu können.

5.5 Sind Sie empathisch?

Es gibt viele Möglichkeiten, in verschiedenen Tests herauszufinden, welcher Persönlichkeitstyp wir sind. Welche Talente, Stärken und Schwächen wir haben, in welche Kategorie wir passen oder (wie Sie bei tobias-beck.com entdecken können) welches Tier in uns steckt.

Es gibt zudem eine sehr einfache Möglichkeit herauszufinden, ob Ihr Gegenüber eine gewisse empathische Grundstruktur in sich hat – der „E"-Test. Er gibt Aufschluss über die Psyche des Anderen. Ein alles erhellender Empathietest ist das Experiment nicht, es liefert dennoch einen Hinweis auf die Fähigkeit, sich spontan in andere hineinversetzen zu können.

Dieses Experiment, das vom US-Psychologen R. Glen Hass entwickelt und durch Adam Galinsky einer breiteren Öffentlichkeit zugänglich gemacht wurde, funktioniert folgendermaßen:

> **Übung E-Test**
>
> Bitten Sie Ihren Testpartner, ein „E" auf die eigene Stirn zu malen. Weitere Informationen gibt es nicht. Danach betrachten Sie, wie derjenige das „E" gemalt hat:
> Malt Ihr Gegenüber das „E" so, dass *er* es vor seinem geistigen Auge sehen kann? Oder malt diese Person das „E" spiegelverkehrt, sodass *Sie* es richtig herum lesen können? Diejenigen, die das „E" für ihr inneres Auge malen, sollen eine eher ich-bezogene Persönlichkeit haben. Wenn das „E" für andere zu lesen ist, können diese wiederum sich besser in die Lage anderer Menschen versetzen.

Für Sozialpsychologen verrät dies viel darüber, ob es jemandem möglich ist, die Welt von einem anderen Standpunkt aus zu betrachten oder ob die Ich-Bezogenheit dominiert.

Ergänzend dazu gibt es ein etabliertes Verfahren, um die Empathiefähigkeit zu messen. Der Interpersonal Reactivity Index (IRI-Test) wurde von Prof. Mark Davis entwickelt und Prof. Christoph Paulus konzipierte eine online verfügbare deutsche Version. Der Test besteht aus 16 Fragen, die gezielt die Bereiche Fantasie, Mitgefühl, Perspektivwechsel und Verhalten bei Distress ansprechen.

Wenn Sie persönlich eine Einschätzung zu Ihrem Empathievermögen erhalten möchten, schauen Sie bitte im Internet gezielt nach dem IRI-Test.

Es gibt weitere ähnlich angelegte Tests, die das persönliche Einfühlungsvermögen bewerten. Die meisten vereint, dass sie auf einer Selbsteinschätzung der Probanden beruhen. Da die Ergebnisse und Interpretationen stark davon abhängen, wie aufrichtig die Menschen die Angaben machen, sind genaue Rückschlüsse limitiert.

Daher bleibt es kein leichtes Unterfangen, Empathie in Skalen zu messen und mit Werten zu versehen.

5.6 Welche Folgen kann anhaltende Empathielosigkeit im Team haben?

Um Ihnen die Wichtigkeit dieses Themas für Ihr Team noch einmal zu verdeutlichen, führe ich Ihnen im Folgenden die negativen Konsequenzen anhaltender Empathielosigkeit auf. Vielleicht erkennen Sie einige der folgenden Aspekte auch in Ihrem Team wieder. Der Lösungsansatz wäre hier, den Fokus auf empathiebasierte Kommunikation zu lenken.

Fehlendes Verständnis füreinander, mangelnde emotionale Intelligenz oder unzureichende Kommunikation haben gravierende Auswirkungen auf die Teamdynamik, das Wohlbefinden jedes Einzelnen und die Leistung des Teams insgesamt.

Sie kommunizieren weniger, ineffizient und missverständlich
Ein grundlegender Effekt der Empathielosigkeit ist die Verschlechterung der Kommunikation innerhalb des Teams. Wenn Teammitglieder das Gefühl haben, dass ihre Gefühle und Perspektiven nicht verstanden oder respektiert werden, ziehen sie sich oft zurück. Dies führt zu einer Abnahme offener und ehrlicher Gespräche. Infolgedessen werden Missverständnisse wahrschein-

licher und die Teammitglieder können wichtige Informationen nicht austauschen. Die Kommunikation wird ineffizient, was die Teamleistung erheblich beeinträchtigt. Es wird mehr übereinander anstatt miteinander geredet.

Sie erhöhen die Wahrscheinlichkeit, dass Konflikte entstehen
Empathielose Umgebungen fördern ein Klima, in dem Konflikte häufiger und intensiver auftreten. Wenn Teammitglieder nicht in der Lage sind, die Perspektiven ihrer Kollegen zu erkennen und zu verstehen, kann dies zu Spannungen und Auseinandersetzungen führen. Anstatt Konflikte konstruktiv zu lösen, neigen die Mitglieder dazu, defensiv oder aggressiv zu reagieren. Es entsteht grundsätzlich das Bestreben, sich zu verteidigen, sich zu rechtfertigen und die (vermeintliche) Schuld stets bei anderen zu suchen. Ständige Konflikte können die Teamdynamik weiter belasten und ein toxisches Arbeitsumfeld schaffen.

Die Motivation sinkt und das Engagement nimmt ab
Ein gravierendes Ergebnis anhaltender Empathielosigkeit ist der Rückgang von Motivation und Engagement. Teammitglieder verlieren oft die Lust an ihrer Arbeit und identifizieren sich nicht mehr mit dem Team. Diese Entfremdung kann zu einem Rückgang der Motivation führen. Wenn die Mitarbeitenden nicht das Gefühl haben, dass ihre Beiträge anerkannt werden, kann dies zu einer Abwärtsspirale führen, in der Engagement und Leistung kontinuierlich abnehmen.

Sie erleben höhere Fluktuation, weniger Loyalität und geringe Kreativität
Ein toxisches Arbeitsumfeld, das durch Empathielosigkeit gekennzeichnet ist, kann zu einer höheren Fluktuation führen. Engagierte Kollegen verlassen ein Team, in dem sie sich nicht unterstützt oder wertgeschätzt fühlen. Die häufige Rekrutierung und Einarbeitung neuer Mitarbeiter kostet Zeit und Ressourcen und der Verlust von erfahrenen Teammitgliedern kann den Wissensstand innerhalb des Teams gefährden. Eine hohe Fluktuation hat langfristige negative Auswirkungen auf die Teamstabilität und verstärkt die negative Grundhaltung zur Arbeit.

Anhaltende Empathielosigkeit schränkt zudem einen kreativen Austausch ein. Teammitglieder, die sich unsicher fühlen oder Angst haben, ihre Ideen zu teilen, werden weniger bereit sein, neue Vorschläge zu machen oder Risiken einzugehen. Dies kann dazu führen, dass das Team sich nicht weiterentwickelt und sich an Veränderungen kaum anpassen kann und will.

Sie verlieren Vertrauen und Respekt
Vertrauen ist mit das Wertvollste, was Sie in einem Team haben können. Wenn Menschen das Gefühl haben, dass ihre Bedürfnisse und Gefühle ignoriert werden, verlieren Sie diese wertvolle Basis. Dies kann dazu führen, dass die Teammitglieder in ihren Interaktionen defensiver werden, was die Zusammenarbeit weiter erschwert. Vertrauen ist eine grundlegende Voraussetzung für effektives Teamwork und sein Verlust kann langfristige Schäden an der Teamkultur verursachen.

Ich hoffe, dass ich Ihnen die weitreichenden negativen Konsequenzen von anhaltender Empathielosigkeit in einem Team deutlich machen konnte. Falls Sie solche Tendenzen bei sich oder in Ihrem Team entdecken, wirken Sie dem schnell, entschlossen und gemeinsam entgegen.

Um langfristig als Gemeinschaft erfolgreich zu sein, sollten alle im Team aktiv daran arbeiten, ein empathisches und unterstützendes Umfeld zu schaffen. Machen Sie allen Beteiligten die Bedeutung einer empathischen Kommunikation klar. Helfen Sie mit, Ihre Werte im Alltag zu leben. So können Teams ihr volles Potenzial entfalten und stark und widerstandsfähig für den Alltag bleiben.

6

Zwischen Haltung, Wissen und Menschlichkeit – professionelles Handeln im Team

Wenn wir im Arbeitsalltag eine schwierige Aufgabe oder eine herausfordernde, heikle Situation souverän und für alle Beteiligten zufriedenstellend gelöst haben, bekommen wir bescheinigt, „sehr professionell" gehandelt zu haben. Aber was ist genau damit gemeint? Was gehört dazu, der eigenen Profession nachzugehen und welche Kompetenzen und Qualifikationen benötigen wir? Welche Werte leiten uns und ab wann verhalten wir uns unprofessionell? In einem Team bringen die Mitglieder verschiedenste Kompetenzen mit, aber bringen sie diese auch täglich bei der Arbeit ein? Was ist bei der Arbeit nun wichtiger: Fach- oder Sozialkompetenz? Welche Qualifikationen und welche Erfahrung haben die einzelnen Teammitglieder und ist jeder bereit, diese Fähigkeiten auf den neuesten Stand zu bringen?

Sie sehen, es gibt viele Facetten, Begrifflichkeiten und Ansichten rund um die Thematiken Kompetenz, Qualität und Professionalität. Nicht zuletzt hängt die Versorgungssicherheit der Pflegebedürftigen von der Qualifikation und der Kompetenz der beruflich Pflegenden ab. In einem Team, wo diese Aspekte einen hohen Stellenwert haben, werden Ressourcen optimal genutzt, die persönliche Zufriedenheit steigt und die Loyalität erhöht sich. Die Politik hat die Notwendigkeit des Handelns ebenfalls erkannt und Ende des Jahres 2024 den ersten Gesetzentwurf „Zur Stärkung der Pflegekompetenz" in den Bundesrat eingebracht.

Ergänzende Information Die elektronische Version dieses Kapitels enthält Zusatzmaterial, auf das über folgenden Link zugegriffen werden kann [https://doi.org/10.1007/978-3-662-71900-8_6].

© Der/die Autor(en), exklusiv lizenziert an Springer-Verlag GmbH, DE, ein Teil von Springer Nature 2025
M. Prehm, *Ein starkes Team in der Pflege*, https://doi.org/10.1007/978-3-662-71900-8_6

> **Tipp**
> Wenn Sie die aktuelle Diskussion und Entwicklung zu diesem Gesetzentwurf verfolgen möchten, können Sie gezielt auf der Homepage des Bundesgesundheitsministeriums nach „Pflegekompetenzgesetz" suchen.

Bei der Betrachtung der einzelnen Themen fällt auf, dass jeder Bereich für sich genommen sehr bedeutend ist. Im Zusammenspiel aller Faktoren wird deutlich, welch enormes Potenzial in einem Team entwickelt werden kann.

6.1 Was macht uns professionell?

Professionalität erreichen wir, wenn wir die vorgegebenen Standards, persönlichen Werte und vereinbarten „Spielregeln" einhalten. Dabei geht es nicht ausschließlich um fachliches Wissen. Wenn wir uns in einer brenzligen Situation souverän verhalten haben, ist damit in der Regel gemeint, dass wir der Aufgabe handwerklich gewachsen waren und doch haben wir mehr bewiesen. Persönliche, berufliche Werte, ein gutes Einfühlungsvermögen und eine konkrete und respektvolle Kommunikation sind elementar. Professionalität zeigt sich zudem dort, wo wir ein angestrebtes Ziel nicht mehr erreichen können und dennoch weiter mit allen geeigneten Mitteln versuchen, unserem Auftrag gerecht zu werden. Ebenso zeigen wir dieses Verhalten unabhängig von Beruf, Geschlecht, Alter oder Herkunft unseres Gegenübers. Sie können Ihren „inneren Kompass", Ihre persönlichen Werte überprüfen: Am Ende des Kapitels finden Sie ein Arbeitsblatt dafür. Siehe Online-Material am Ende des Kapitels: Werte bei der Arbeit

> **Beispiel**
> Im Rahmen einer Reanimation arbeiten verschiedene Professionen auf höchstem Level zusammen. Sie unterstützen und ergänzen sich, um in dieser akuten Notsituation den Patienten zu stabilisieren und am Leben zu erhalten. Wenn dennoch alle Bemühungen vergebens waren und der Patient verstirbt, wird weiterhin mit dem Menschen würdevoll umgegangen.

An diesem Beispiel wird ein weiterer Aspekt des professionellen Handelns deutlich: die aktiv gelebte Selbstfürsorge. Nach sehr belastenden Situationen bei der Arbeit ist es wichtig, dass Sie Wege und Möglichkeiten für sich finden, diese zu verarbeiten. Dabei sind die persönlichen Bedürfnisse sehr verschieden.

Wichtig ist in diesem Fall nur, dass Sie für sich etwas finden (oder bereits gefunden haben), was Ihnen hilft, diese Erlebnisse zu bewältigen. Weitere Anregungen dazu finden Sie in Kap. 5.

Professionelles Auftreten und Handeln kann sich auch zeigen, wenn die Rahmenbedingungen schwierig sind (z. B. kurzfristiger Personalausfall) oder widrige Umstände (z. B. Umstrukturierungen, hohe Fluktuation) neben den eigentlichen Tätigkeiten (gute Patientenversorgung) viel Energie und Nerven kosten. Nüchtern betrachtet, erhalten Sie das gleiche Gehalt unabhängig von den vorhandenen Rahmenbedingungen. Eventuell bekommen Sie eine Zulage, wenn Sie kurzfristig einen Personalausfall kompensieren. Wenn Sie jedoch einen Dienst geschafft haben, obwohl zwei Kollegen weniger als erwartet erschienen sind, erhalten Sie keine monetäre Entschädigung. Spinnen wir diesen Gedanken einmal weiter: Sie arbeiten mit nur 80 % der üblichen und geplanten Besetzung. Wieviel Prozent der Patienten versorgen Sie in diesem Dienst, 80 oder 100 %? In einem funktionierenden Team versuchen Sie an diesen Tagen, eine gute Patientenversorgung aufrechtzuerhalten, geleitet von Priorisierung, Struktur, Empathie, Transparenz und Zusammenarbeit.

Für ein professionelles Verhalten ist es wichtig, die Regeln der Fairness im Team zu beachten. Ist die tägliche Aufteilung der Patienten und der anfallenden Arbeiten ausgeglichen? Bieten Sie im Kollegenteam Ihre Hilfe an, obwohl Sie mit Ihrer Arbeit fertig sind? Achten Sie bewusst darauf, dass Sie gemeinsam den Dienst beenden? Wenn Sie und Ihr Team hier dreimal mit „Ja" antworten können, leben Sie bereits professionelle Werte und ein beispielhaftes Verhalten, dass von Ihrem Umfeld sicherlich registriert wird. Dieses anständige Benehmen, das authentische Pflichtbewusstsein und die Integrität sind zentrale Werte professionellen Handelns.

> **Tipp**
> Ein wunderbares Buch über die grundlegenden Regeln menschlichen Anstandes ist das Werk von Axel Hacke *Über den Anstand in schwierigen Zeiten und die Frage, wie wir miteinander umgehen*, erschienen 2017 im Kunstmann Verlag.

6.2 Was sind die Merkmale unprofessionellen Handels?

Im Sinne der teaminternen Zusammenarbeit äußert sich dilettantisches und unkompetentes Auftreten in erster Linie in einem ich-bezogenen Verhalten. Die jeweilige Person stellt die eigenen Interessen und Bedürfnisse über die des Teams. Nach einem Konflikt- oder Kritikgespräch meidet sie den Kontakt;

dies geht manchmal so weit, dass im Anschluss eine Krankmeldung folgt. Die Gründe für dieses Verhalten können in der fehlenden persönlichen Reife oder mangelnden sozialen Kompetenz liegen. Ein solches Verhalten führt häufig zu einem sich beschleunigenden Abwärtstrend, der mit abnehmender Motivation und zunehmender Unzufriedenheit einhergeht. Diese Mitarbeitenden schauen zuerst auf sich selbst und fühlen sich für die arbeitstechnische Gesamtsituation primär nicht verantwortlich. Ein klärendes Gespräch wäre hier zeitnah empfehlenswert.

Grundlegende Normen und Werte für die Arbeit in einem Team werden bei dieser Problematik ebenso wenig eingehalten wie gegebene Zusagen. Eine mangelnde Klarheit und Deutlichkeit in der Kommunikation sind zudem signifikant bei unprofessionellem Handeln und Wirken.

Fachliche und menschliche Unzulänglichkeiten offenbaren sich besonders, wenn Fehler passieren. *Dass* wir bei der Arbeit nicht immer alles richtig machen und mal etwas vergessen, liegt in der Natur der Sache und ist menschlich. Wo Menschen arbeiten, passieren Fehler. Der entscheidende Unterschied ist, *wie* wir damit *umgehen*. Unprofessionelles Verhalten zeigt sich, wenn mangelhaftes Arbeiten nicht zugegeben, die Verantwortung dafür bei anderen gesucht oder sich händeringend hinter Ausreden versteckt wird. Wenn in einem Team so etwas öfter passiert, sollte sich das Leitungsteam fragen, woran dies liegen könnte. Haben die Kollegen eventuell Angst, auch unangenehme Dinge anzusprechen? Wie ist unsere Fehlerkultur?

Stehen Sie zu Ihren Fehlern und sehen Sie es als gute Chance, etwas dazuzulernen. Mein Leitsatz ist: Wir können alle immer besser werden!

Die Professionalität eines jeden kann auf die Probe gestellt werden, wenn sich die Wege von Arbeitgeber und Arbeitnehmer trennen. Denn dann zeigt sich, wie anständig und verlässlich ein Mensch handelt, wenn er in absehbarer Zukunft nicht mehr in diesem Team arbeitet. Wie der verstorbene Altbundeskanzler Helmut Schmidt sagte: „In der Krise zeigt sich der Charakter!"[1] Viele Menschen leisten bis zum letzten Tag gute, zuverlässige Arbeit und scheiden in gegenseitiger Achtung aus dem Unternehmen. Bei anderen hinterlässt die Art und Weise des Abgangs einen nachhaltig schlechten Beigeschmack.

> **Beispiel**
>
> In meiner beruflichen Laufbahn erlebte ich, dass meine damalige Stationsleitung aus eigenem Antrieb heraus kündigte. Sein bisheriger Führungsstil war geprägt von Dominanz und Autorität, leider teils in Kombination mit fachlicher Inkompetenz. Im Team gab es ein hörbares Aufatmen, als seine Kündigung be-

kannt wurde. Bemerkenswert war sein Verhalten vom Zeitpunkt der Bekanntmachung bis zu seinem offiziell letzten Arbeitstag. Er zeigte ein offensichtliches Desinteresse an seinen Aufgaben, vernachlässigte das Ausfallmanagement, verließ die Station weit vor dem Feierabend (es gab keine elektronische Zeiterfassung) und war bei Nachfragen gereizt und unsachlich. Obwohl diese Person über 17 Jahre in dem Unternehmen tätig war und es in dieser Zeit auch positive Aspekte seiner Arbeit gab, wurde sein Verhalten vom Team rückwirkend als sehr unprofessionell betrachtet. Dieser Eindruck manifestierte sich und bei der Nennung seines Namens gab es ausschließlich negative Reaktionen.

6.3 Pflege mit Kompetenz – warum Qualifikation den Unterschied macht

Ab wann gelten wir als kompetent? Die Antwort scheint so einfach wie einleuchtend. Die Fachkompetenz unterscheidet den Profi vom Laien. Zudem bescheinigen wir einer Pflegefachperson die Befähigung für diesen Beruf, wenn die ganzheitliche Wahrnehmung ebenso die menschliche Zuwendung, also die soziale Kompetenz, beinhaltet. Wie kann sichergestellt werden, dass diese Kompetenzen erhalten, genutzt und weiterentwickelt werden? Hat es eventuell sogar eine ethische und gesellschaftliche Bedeutung, wie die Zukunft der beruflich Pflegenden aussieht? Sie sehen, ebenso in diesem Bereich lohnt sich ein genauerer Blick auf die einzelnen Bereiche.

> **Beispiel**
>
> In diesem Zusammenhang habe ich am Rande einer Fachtagung ein Gespräch von zwei Pflegedirektoren mitbekommen: „Warum schickst du eigentlich so viele deiner Mitarbeitenden zu Fort- und Weiterbildungen? Danach sind sie gut qualifiziert und verlassen deine Klinik!"
> „Das mag schon sein," entgegnete der andere, „aber bitte stell dir mal vor, es würde sich keiner mehr fort- oder weiterbilden und sie würden alle bleiben!"

6.3.1 Pflegequalität braucht Fachkompetenz

Es ist plausibel, dass Fachkompetenz im Gesundheitswesen ein zentraler Aspekt ist, der die Qualität der Pflege und die Effizienz der Gesundheitsversorgung maßgeblich beeinflusst. Das fachliche Wissen ist unabdingbar erforderlich, um spezifische Aufgaben in der Pflege professionell und effektiv zu erfüllen. Diese Kompetenzen sind nicht nur auf technisches Wissen beschränkt, sondern beinhalten auch die Fähigkeit zur Anwendung dieses Wissens in der Praxis. Hierbei ist es bedeutsam, besonders in hochtechnischen Bereichen wie der Intensivpflege und Anästhesie, die Kombination aus medizintechnischem Wissen und Sozialkompetenz zu meistern. Es ist sehr wichtig, dass die Aus- und Weiterbildung in der Pflege nicht nur auf die Vermittlung von Fachwissen abzielt, sondern zusätzlich die Entwicklung von praktischen Fähigkeiten und die Förderung eines ganzheitlichen Verständnisses der Patientenversorgung umfasst.

Dass sich in dem immer schneller drehenden Personalkarussell die verfügbaren Fachkompetenzen verändern können, ist nicht jedem bewusst. Nahezu täglich verändert sich die Zusammensetzung des Teams für einen Dienst. Im Arbeitsalltag wird der Dienstplan mitunter überprüft, um festzustellen, *ob* für den folgenden Tag ausreichend Mitarbeitende eingeplant sind. *Wer* jedoch welche Qualifikation, Berufserfahrung und Sozialkompetenz mitbringt, kann dabei in den Hintergrund geraten. Hier liegt die herausfordernde Aufgabe des ganzen Teams, offen und zeitnah die Thematik anzusprechen und gemeinsam dafür Lösungen zu finden.

> **Beispiel**
> Mein Sohn hatte während der Ausbildung zum Pflegefachmann einen Frühdienst in einem Seniorenheim. Dort lebten 75 Bewohner auf drei Stockwerken verteilt. Insgesamt waren an diesem Morgen eine Pflegefachkraft, zwei neu eingestellte Pflegehelfer und zwei Auszubildende (erstes Lehrjahr) in ihrer ersten Woche zum Dienst erschienen. Es war einer der anstrengendsten Tage während der Ausbildung für meinen Sohn. Als die Kollegen der nachfolgenden Schicht erschienen, fiel der Satz: „Ach, Ihr seid zu fünft? Das war ja ein entspannter Vormittag für euch!" Für mehrere Pflegefachkräfte und Pflegehelfer mit langjähriger Erfahrung wäre es schon sehr herausfordernd gewesen. Die beiden Auszubildenden waren überfordert.

Unqualifizierte oder unzureichend geschulte Pflegepersonen können unbeabsichtigt Fehler machen, die schwerwiegende Folgen für Patienten haben können, beispielsweise durch falsche Medikamentengabe, mangelnde Hygiene oder das Übersehen von Frühwarnzeichen. Qualifikation bedeutet in diesem Zusammenhang nicht nur Wissen, sondern Handlungskompetenz und Urteilsvermögen. Nur wer versteht, warum er oder sie etwas tut, kann verantwortungsvoll handeln.

In einem funktionierenden Team sollte die Führungsebene (mit Befugnis zur Dienstplangestaltung) darauf hinwirken, dass Fachkompetenz erlangt wird und erhalten bleibt. Sie fördert die Bereitschaft zur Fort- und Weiterbildung und achtet bei der Dienstplangestaltung darauf, dass keine extremen

Leistungsunterschiede zwischen den Mitarbeitenden bestehen. Dadurch können die Aufgaben gleichmäßig verteilt und auf einem konstant hohen Niveau ausgeführt werden. Dies reduziert Fehlerquellen, fördert die Zusammenarbeit und sichert eine verlässliche Versorgung der Pflegebedürftigen. Es liegt jedoch auch in der Verantwortung jedes Einzelnen, sich das nötige Fachwissen anzueignen oder diesbezüglich aktiv nach Möglichkeiten zu suchen, sich weiterzuentwickeln. In Kap. 2 habe ich Ihnen hierzu bereits verschiedene Möglichkeiten aufgezeigt.

Verinnerlichen Sie den für Sie elementaren Grundsatz des lebenslangen Lernens. Ihre berufliche Fort- und Weiterbildung sorgt dafür, dass Sie Ihre Kenntnisse aktuell halten und sich spezialisieren können, z. B. in den Bereichen Onkologie, Intensivpflege, Palliativversorgung oder Schmerzmanagement. Sie eröffnen außerdem neue berufliche Wege, etwa als Praxisanleiterin, Pflegedienstleitung oder Pflegepädagogin. Gerade in Berufen mit einem erhöhten Risiko für Überforderung und emotionale Erschöpfung bietet kontinuierliche Weiterbildung nicht nur einen Zugewinn an Fachwissen, sondern stärkt gleichzeitig das Sicherheitsgefühl, das Selbstvertrauen sowie die Motivation der Mitarbeitenden. Indem Sie Ihre Kompetenzen erweitern, erleben Sie sich selbst als wirksam. Dies ist ein wichtiger Resilienzfaktor (Abschn. 7.1.7) und sorgt zudem für eine hohe Berufsbindung und mehr Zufriedenheit.

6.3.2 Nur mit Sozialkompetenz werden Sie zu einer kompletten Persönlichkeit

Zugegeben, diese Überschrift ist gewagt! Lassen Sie es mich kurz erläutern. Sie werden als umfassend kompetente Pflegeperson nur dann wahrgenommen, wenn Sie Ihr Fachwissen, das nötige handwerkliche Geschick *und* Ihre kommunikativen Fähigkeiten miteinander vereinen. Wenn Sie fachlich auf dem neuesten Stand sind, aber weder empathisch noch respektvoll mit Ihren Mitmenschen umgehen, wird die Integration in ein Team schwerfallen. Auf der anderen Seite herrscht das gleiche Missverhältnis, wenn Sie stets nett, humorvoll und zuvorkommend sind, allerdings die Qualität Ihrer Arbeit permanent zu wünschen übrig lässt. Halten Sie beide Aspekte in der Waage. Nehmen Sie neben Bildungsangeboten über fachliche Themen ebenso an Fortbildungen teil, in denen es um Gesprächsführung und Konfliktmanagement geht. Üben Sie sich in Stressbewältigung und achtsamer Kommunikation und verfeinern Sie Ihr Repertoire, effektiv und einfühlsam mit anderen Menschen zu interagieren. Die Fähigkeit zur sozialen Interaktion und Kommunikation ist entscheidend, um eine qualitativ hochwertige Patientenversorgung zu gewährleisten und ein harmonisches Arbeitsumfeld zu schaffen. Ein hierfür wichtiger Aspekt ist die Fähigkeit zur Empathie. Kap. 5 enthält viele wertvolle Tipps und Hinweise zu dem Thema.

Ihre Kommunikationsfähigkeit entscheidet letztendlich darüber, wie Sie Ihre fachliche Kompetenz vermitteln. Dies beinhaltet, gleichermaßen eine verständliche und effektive Kommunikation – um Missverständnisse zu vermeiden – und eine klare und präzise Informationsweitergabe in komplexen und herausfordernden Situationen zu gewährleisten. Konflikte können in jeder Arbeitsumgebung auftreten. Die Fähigkeit, diese konstruktiv zu lösen, ist entscheidend für ein positives Arbeitsklima und eine effektive Teamarbeit. Pflegekräfte müssen in der Lage sein, Konflikte zu erkennen, zu analysieren und Lösungen zu finden, die für alle Beteiligten akzeptabel sind. Viele Hinweise, Anregungen und Tipps dazu finden Sie in Kap. 4.

6.3.3 Der Mix macht es!

Warum ist es für ein Team wertvoll, wenn es Mitarbeitende mit unterschiedlichem Qualifikationsniveau vereint?

Ein wesentlicher Bestandteil der Qualifikation im Gesundheitswesen ist der sogenannte Skill- und Grade-Mix. Dieser Begriff beschreibt die Zusammensetzung eines Pflegeteams aus Fachkräften mit unterschiedlichen Qualifikationsniveaus und Spezialisierungen. Der Skill- und Grade-Mix ist ein Bekenntnis zur Differenzierung innerhalb des Pflegeteams, was bedeutet, dass nicht alle im Team die gleichen Aufgaben übernehmen müssen oder sollen. Vielmehr wird die Vielfalt der Kompetenzen genutzt, um die bestmögliche Versorgung der Patienten zu gewährleisten.

Die Bedeutung eines ausgewogenen Skill- und Grade-Mix zeigt sich in der Praxis durch die effektive Nutzung der personellen Ressourcen. Ein gut abgestimmtes Team kann die individuellen Stärken und Fähigkeiten seiner Mitglieder optimal einsetzen, was zu einer höheren Effizienz und Qualität der Pflege führt. Dies ist besonders wichtig in einem Umfeld, in dem die Anforderungen an die Pflege ständig steigen und bekanntermaßen die Verfügbarkeit von Fachkräften begrenzt ist.

Darüber hinaus trägt ein ausgewogener Skill- und Grade-Mix zur beruflichen Zufriedenheit und zur Reduzierung der Arbeitsbelastung bei. Eine angemessene Aufgabenverteilung basierend auf den Qualifikationen und Fähigkeiten der Teammitglieder ist essenziell. Durch eine auf Kompetenz ausgerichtete Zuordnung der Aufgaben können Überlastungen vermieden und

6 Zwischen Haltung, Wissen und Menschlichkeit – professionelles…

die Arbeitszufriedenheit nachhaltig gesteigert werden. Dies wiederum wirkt sich positiv auf die Motivation und das Engagement der Pflegekräfte aus, was letztlich den Patienten zugutekommt.

Wie diese Zusammensetzung nun im Alltag aussehen kann und welchen Einfluss dies auf ein Teamgefüge haben kann, habe ich Dr. Tilmann Müller-Wolff gefragt. Er ist gelernter Krankenpfleger und ein herausragendes Beispiel dafür, welche beruflichen Perspektiven in diesem Beruf stecken. Wenn Sie seinen Namen online in die gängigen Suchmaschinen eingeben, werden Sie überrascht sein, was dieser Mensch alles für die Pflege geleistet hat. Kleiner Spoiler: Unter anderem ist er seit über zehn Jahren regelmäßig Referent an der University of North Florida im Department Brooks College of Health. Zudem ist er in vielen verschiedenen Gremien Mitglied, Autor, Verfasser und Herausgeber von zahlreichen Schriften und Publikationen im Bereich Intensivmedizin und Intensivpflege.

Er hat zu diesem Thema deutschlandweite Studien durchgeführt und verschiedenste Krankenhäuser (universitäre Maximalversorger sowie regionale Kliniken) befragt, wer dort mit welcher Qualifikation arbeitet. Wie hoch ist die Weiterbildungsquote in den Funktionsbereichen und leisten wirklich nur die Praxisanleitenden die Einarbeitung? Viel Freude mit dem Video und den neuen Erkenntnissen für Sie!

`https://sn.pub/o1z3es`

Da die Pflege als Teil eines interdisziplinären Teams zu sehen ist und die moderne Gesundheitsversorgung auf Teamarbeit basiert, arbeiten Pflegekräfte eng mit anderen Berufsgruppen zusammen. In dieser interprofessionellen Zusammenarbeit ist es entscheidend, dass Pflegepersonen nicht nur Anweisungen ausführen, sondern aktiv mitdenken, kommunizieren und mitentscheiden. Das setzt voraus, dass sie fachlich auf Augenhöhe agieren können und dürfen. Dies gelingt nur durch fundierte Ausbildung und kontinuierliche Weiterbildung. Eine qualifizierte Pflegekraft kann Krankheitsverläufe deuten, relevante Veränderungen einschätzen und wichtige Informationen in Visiten oder Fallbesprechungen einbringen. Damit wird unser Berufsstand zu einem unverzichtbaren Teil der Diagnostik und Therapieplanung. Gleichzeitig trägt die Qualifikation dazu bei, klare Rollen im Team zu definieren. Wem klar ist, was er oder sie kann, übernimmt Verantwortung. Wer sich unsicher fühlt, bleibt passiv. Gerade in einem komplexen System wie dem Krankenhaus oder in der ambulanten Intensivpflege kann diese Klarheit den entscheidenden Unterschied machen. In diesem Buch ist es bereits deutlich gemacht worden, dass der Pflege eine immer größere Bedeutung zukommt. Gleichzeitig steht das Gesundheitssystem unter Druck. Fachkräftemangel, ökonomischer Druck und wachsende Anforderungen stellen die Pflege vor große Herausforderungen, und es ist eindeutig, dass ohne qualifiziertes Personal dieses anspruchsvolle System nicht tragfähig ist.

Note

1. https://www.handelsblatt.com/politik/deutschland/zitate-von-helmut-schmidt-in-der-krise-beweist-sich-der-charakter/12266474.html

7

Resilienz – handlungsfähig bleiben in Krisen

Kaum ein Terminus wird bei der Entwicklung von Bewältigungsstrategien so häufig genannt wie Resilienz. Ich möchte Sie in diesem Kapitel kurz über die Begrifflichkeit und deren Bedeutung im Alltag informieren und im Weiteren den Weg aufzeigen, was Sie für sich tun können, um die täglichen Herausforderungen zu bewältigen. Idealerweise schaffen Sie es, Ihren Alltag zu gestalten, und scheitern nicht bei dem Versuch, den anfallenden „Stress" zu meistern. Sie ahnen es sicherlich schon: Ihre persönlichen Fähigkeiten sind primär entscheidend, damit Sie und ihr Team robust werden, in schwierigen Situationen agieren und gestärkt wachsen können.

Was bedeutet es, resilient zu sein?
Der Begriff an sich leitet sich aus dem lateinischen „resilire" ab, was so viel bedeutet wie „zurückspringen" oder „abprallen". In der Physik beschreibt er die Fähigkeit eines Materials, nach einer Belastung wieder in seine Ausgangsform zurückzukehren. Nehmen Sie beispielsweise einen Küchenschwamm und drücken ihn zusammen. Wenn Sie nun Ihre Hand öffnen, wird er wieder seine ursprüngliche Form annehmen. Bei einem Bambus ist es ähnlich. Die Pflanze wächst schnell, hoch und aufrecht. In einem Sturm knickt sie jedoch nicht um, sondern wiegt sich im Wind und passt sich den Gegebenheiten an. Legt sich der Sturm, richtet sich die Pflanze wieder auf. Bezogen auf Ihre Tätigkeit und Ihr Team bedeutet dies, dass Sie widerstandsfähig sind, werden und bleiben für alles, was das Leben für Sie bereithält. Wie sieht das konkret in Ihrem Alltag aus?

> **Beispiel**
>
> Sie sitzen hoch und aufrecht (ähnlich einer Bambuspflanze …) morgens zu Beginn des Frühdienstes im Besprechungsraum und erwarten die Übergabe des Kollegen aus dem Nachtdienst. Doch gleich zu Beginn kommt die erste schlechte Nachricht: „Hallo und schön, dass *Ihr* da seid. Es haben sich heute Nacht zwei Kollegen krankgemeldet!" Zack! Und schon weht der erste Sturm über die Station! Jetzt gibt es Menschen, die sofort einknicken und destruktiv den ganzen Tag reizbar sind. Negativität hat eine enorme Ausstrahlung auf ihr Umfeld. Auf der anderen Seite gibt es Kollegen, die nach einem kurzen Moment der Irritation und Verärgerung sich wieder auf die wesentlichen Dinge an diesem Tag besinnen. Sie nehmen eine konstruktive, lösungsorientierte und optimistische Haltung ein. Dann wird gemeinsam geschaut, wie der Tag gestaltet werden kann. Dieses Verhalten wirkt sich ebenso auf die anwesenden Kollegen aus!

In dem Beispiel sind schon einige elementare Faktoren genannt worden, wie es gelingen kann, schwierige Situationen in den Griff zu bekommen. Das bedeutet nicht, die oben beschriebenen Gegebenheiten zu überspielen, wegzulächeln oder so zu tun, als wäre „alles gut". Im Kern geht es um die Kompetenzen jedes Einzelnen, zügig und gemeinsam nach Lösungen zu suchen und gestärkt aus den beschriebenen Konstellationen herauszukommen.

7.1 Die sieben Säulen der Resilienz

Wenn Sie in der vielfältigen Literatur über Resilienz stöbern, begegnen Ihnen die „sieben Säulen der Resilienz". Es werden unterschiedliche Begrifflichkeiten verwendet, die im Grunde das Gleiche beinhalten. Ich möchte Ihnen die sieben Faktoren anhand der praktischen Umsetzbarkeit für Sie und Ihr Team aufzeigen. Die Reihenfolge der genannten Elemente ist irrelevant. Sie bauen nicht zwingend aufeinander auf und ergänzen sich dennoch hervorragend. Jedes einzelne für sich hat einen großen Stellenwert.

7.1.1 Resilienzfaktor Nr. 1: Akzeptanz

Für viele Menschen ist die Annahme einer sich ändernden Situation sehr herausfordernd. Dies gründet meist in einer starren Erwartungshaltung. In dem genannten Beispiel ist die berechtigte Aussicht, dass alle Kollegen, die gestern auf dem Dienstplan standen, auf jeden Fall morgens erscheinen. Je schneller Sie der Realität ins Auge sehen, werden Sie erkennen, dass an der neuen Situation nichts zu ändern ist. Sie brauchen eine neue, gemeinsame Strategie für diesen Tag.

Wenig hilfreich sind folgende Aussagen und Unterstellungen über die fehlenden Kollegen: *„Was haben sie denn?", „Gestern waren sie doch noch ganz gesund!", „So schnell kommen die bestimmt nicht wieder!"*

Mit dieser Einstellung stecken Sie sprichwörtlich den Kopf in den Sand und verschwenden wertvolle Ressourcen, die Sie an diesem Tag benötigen.

Kennen Sie solche zeitraubenden und ineffektiven Reaktionen? Unterbinden Sie dies schnell. Sätze wie: „Das bringt uns jetzt nicht weiter und Vermutungen helfen uns nicht! Lasst uns lieber überlegen, wie wir uns heute aufteilen!" bringt viele Kollegen wieder dazu, nach vorne zu schauen.

Auf meiner ehemaligen Station war an einer Magnetwand ein Sticker mit folgender Aufschrift befestigt: *„Du bist hier nicht bei Wünsch' Dir was, sondern bei So is' es"!*

Den jüngeren Kollegen mussten wir erklären, dass mit „Wünsch' Dir was" eine Fernsehsendung aus den Siebzigerjahren gemeint war. Allen war klar: Was wir ändern können, sind unsere Haltung und unsere Einstellung.

Resiliente Akzeptanz bedeutet, die Realität zu akzeptieren, wie sie ist. Wenn es schwierig und unangenehm wird, kann ein bewusstes „Ja, so ist es jetzt!" helfen.

> **Praxistipps**
> - Benennen Sie die Realität, ohne sie zu beschönigen oder übertrieben negativ zu bewerten. Wörter beispielsweise wie „immer" oder „nie" führen selten zu einer objektiven Wahrnehmung der Ist-Situation.
> - Gedankenfallen, die Ihren inneren Widerstand erkennen lassen, sind folgende Aussagen: „Das darf ja wohl nicht wahr sein!", „So geht das aber nicht!", „Warum funktioniert denn hier nie etwas?". Wenn Sie sich dabei ertappen, sagen Sie sich bewusst: „Okay, das ist neu, das finde ich nicht gut, aber jetzt ist es so!" oder „Ich kann die Situation nicht beeinflussen, aber entscheidend ist, wie ich damit umgehe!".

7.1.2 Resilienzfaktor Nr. 2: Lösungsorientierung

Wenn es Ihnen gelungen ist, sinnbildlich den Kopf aufzurichten, statt in den Sand zu stecken, können Sie nach möglichen Lösungsansätzen suchen. Ermöglichen Sie prinzipiell allen Anwesenden, aktiv mitzugestalten und sich einzubringen. Hier sind erste Schritte, die Ihnen helfen können, den Tag zu planen:

> **Praxistipps**
> - Strukturieren Sie die anfallenden Arbeiten.
> - Priorisieren Sie diese.
> - Delegieren Sie in Absprache, wer welche Aufgaben übernimmt.
> - Vereinbaren Sie einen Zeitpunkt (ca. nach 2 h), um in einer kurzen Besprechung zu überprüfen, ob Sie sich neu ausrichten müssen.
> - Planen Sie dennoch gezielt Pausenzeiten ein! Ja, das klingt herausfordernd! Achten Sie bitte auf Ihren persönlichen Akku!
> - Suchen Sie gezielt das Gespräch mit den weiteren Disziplinen auf Ihrer Station. Besprechen Sie mit den anderen Fakultäten die Abläufe und bitten Sie um Hilfe. Können die Kollegen der Physiotherapie die Mobilisation übernehmen? Helfen die Chirurgen beim Verbandwechsel?
> - Fragen Sie in anderen Bereichen nach temporärer Unterstützung und setzen Sie Ihre Vorgesetzten von der Situation in Kenntnis.
> - Vielleicht müssen Sie von der üblichen Stationsroutine abweichen und Abläufe neu überdenken.
> - Erinnern Sie sich, dass Sie von der nachfolgenden Schicht abgelöst werden. Sie können manchmal nicht alles schaffen, was sonst üblich ist. Wenn Sie es transparent kommunizieren, ist Ihnen das Verständnis der Kollegen gewiss.
> - Seien Sie sich der Tragweite Ihres Handelns bewusst. Neue Kollegen und Auszubildende registrieren schnell, wie Sie und Ihr Team auf Schwierigkeiten reagieren.
> - Beenden Sie den Dienst möglichst gemeinsam und seien Sie zusammen stolz auf das, was Sie geleistet haben! Sätze wie „Hey, heute war es echt anstrengend, aber ich finde, wir haben das richtig gut gemacht!" helfen, den Arbeitstag mit einem guten Gefühl abzuschließen.

In jedem Fall halten Sie und Ihr Team das Heft des Handelns in der Hand und können es schaffen, zu agieren. Wenn Ihnen bereits solche Tage mit viel Arbeit und wenig Personal gelungen sind, können Sie diese Erfahrung in vergleichbaren Momenten nutzen.

7.1.3 Resilienzfaktor Nr. 3: Optimismus

Resilienter Optimismus ist eine herausragende Fähigkeit, aus bestehenden Situationen das Optimale zu machen. Diese grundsätzliche Haltung vereint verschiedene Resilienzfaktoren wie Akzeptanz, Verantwortung übernehmen, Lösungsorientierung und stabile soziale Beziehungen.

Eine optimistische Haltung spiegelt sich nicht einfach in einer „Alles-gut-Haltung" mit Dauerlächeln wider. Und sicherlich kann es kurzzeitig erleichternd sein, sich gemeinsam über die Missstände im Arbeitsbereich aufzuregen. Eine nachhaltige Veränderung erreichen Sie jedoch nur, wenn Sie gemeinsam mit allen Beteiligten konstruktiv nach vorne schauen.

Optimistische Menschen sind davon überzeugt, dass sie durch ihr eigenes Verhalten Situationen verändern können. Sie haben bereits erfahren, dass es im Leben und besonders bei der Arbeit immer Höhen und Tiefen gibt. Diese positive Haltung ist enorm wichtig, um langfristig gesund, motiviert und empathisch arbeiten zu können. Wie es gelingen kann, im Alltag handlungsfähig zu bleiben und was Sie in die Praxis umsetzen können, habe ich Ihnen hier aufgeführt:

Praxistipps

- Praktizieren Sie Selbstfürsorge, indem Sie bewusst auf Ihre Ernährung, ausreichend Bewegung und Schlaf achten. Das ist besonders im Drei-Schicht-Betrieb sehr herausfordernd. Haben Sie noch die Zeichnung mit dem „persönlichen Akku" aus Kap. 2 vor Augen? Schauen Sie gezielt, wer und was Ihnen guttut und Ihnen Kraft gibt. Bei wem erfahren Sie emotionale Entlastung und aus welchen Situationen und Aufgaben ziehen Sie sich zukünftig lieber zurück?
- Sie alle wissen, dass die Tätigkeit im pflegerischen Bereich viel mehr ist als „nur Arbeit". Machen Sie sich bewusst, dass Sie und Ihr Team für viele Menschen wirklich etwas verändern und Ihr Tun eine enorme Sinnhaftigkeit beinhaltet. Nehmen Sie die Dankbarkeit und die positiven Rückmeldungen der Patienten und deren Angehörigen bewusst an und tragen Sie dieses Lob an Ihre Kollegen weiter.
- Sie können den Fokus gezielt auf die Dinge bei der Arbeit legen, die gut laufen. Richten Sie ein „Erfolgstagebuch" ein oder ritualisieren Sie am Ende der Schicht eine kurze Reflexionsrunde. Nutzen Sie dafür Standardfragen: „Was ist heute gut gelungen?", „Wem konnte ich heute etwas Gutes tun?", „Was lief heute nicht so gut?" und „Was lasse ich bewusst hier und nehme es nicht mit nach Hause?" Bleiben Sie dabei ehrlich und realistisch.
- Sie stärken das Teamgefühl enorm, wenn Sie sich gegenseitig unterstützen. Hilfe anzufordern ist kein Makel oder Zeichen von Inkompetenz, Faulheit oder Schwäche, ganz im Gegenteil. Sie wissen um Ihr Können und um Ihre Grenzen. Pflegen Sie untereinander eine offene Feedbackkultur und kommunizieren Sie, wer gerade Hilfe benötigt und wer noch Kapazitäten frei hat.
- Achten Sie im Team gemeinsam auf eine Pausenkultur. Idealerweise gehen Sie z. B. in zwei Gruppen in die Pause. Während sich die einen im Aufenthaltsraum erholen, halten die anderen Kollegen den Routinebetrieb aufrecht. Dies beinhaltet zudem, dass nicht nur die Auszubildenden ihre Pause unterbrechen, wenn ein Patient sich meldet, sondern es geht nacheinander reihum. Haben Sie ein Augenmerk darauf, dass sich alle an die vereinbarten Zeiten halten.
- Sie fördern Ihren persönlichen Optimismus und Ihr berufliches Selbstvertrauen, wenn Sie bereit sind, sich beruflich und persönlich weiterzuentwickeln. Nutzen Sie Angebote der Fort- und Weiterbildung in der Kommunikation oder im Selbstmanagement oder gezieltes Resilienztraining.

7.1.4 Resilienzfaktor 4: Stabile soziale Beziehungen

Kennen Sie den jährlich erscheinenden *World Happiness Report*? Seit 2012 veröffentlicht die UNO einen Weltglücksbericht. Dafür werten Forscher international vergleichende Glücksumfragen aus. Dabei stehen sechs wesentliche Schlüsselfaktoren im Fokus, nach denen das Glücksempfinden der jeweiligen Länder eingestuft wird: soziale Unterstützung, Einkommen, Freiheit, Gesundheit, Großzügigkeit und die Abwesenheit von Korruption. Seit 2018 liegt Finnland permanent an der Spitze und damit im Jahr 2025 zum achten Mal in Folge![1] Wie kann das sein und warum erzähle ich Ihnen hier davon? Die Finnen legen großen Wert darauf, dass in allen Bildungseinrichtungen von der KiTa bis zur Schule emotionale Fähigkeiten gefördert werden und auf dem Lehrplan stehen. So lernen sie bereits von der Kindheit bis zum Erwachsenenalter, Gefühle wahrzunehmen, Möglichkeiten der Kommunikation, Wertschätzung und Teamfähigkeit! Es entsteht ein Gefühl der Vertrautheit und sie kümmern sich umeinander. Sie leben mehr das „WIR" statt ein „ICH". Sie vergleichen sich weniger und stehen nicht vorrangig im Wettbewerb zueinander.

Also genau das, was Sie in diesem Buch bereits in vielen Facetten lesen und ausprobieren konnten. Zusammenhalt und gegenseitiges Vertrauen hilft uns enorm, den Alltag zu gestalten. Wenn ständiges Vergleichen und unterschwellige Unzufriedenheit im Raum stehen, wird es schnell anstrengend, und so etwas vergiftet die Stimmung.

Hier sind konkrete Wege, wie Sie in Ihrem Team Vertrauen stärken, das Vergleichen abbauen und damit die sozialen Beziehungen stabilisieren:

> **Praxistipps**
> - Wenn alle im Team wissen, wofür sie stehen, entsteht ein Wir-Gefühl. Erarbeiten Sie gemeinsame Werte in einem Teammeeting oder einem Workshop. Die Überschrift könnte lauten: „Was ist uns in einem Miteinander wichtig?" Machen Sie das erarbeitete Plakat im Aufenthaltsraum sichtbar.
> - Erinnern Sie sich gegenseitig in unregelmäßigen Abständen an Ihre Teamwerte!
> - Implementieren Sie eine Kultur von Lob und Anerkennung. Wenn die Bestätigung der geleisteten Arbeit nicht als Ausnahme, sondern als Normalität erfolgt, wird sich weniger verglichen. Hier ist ausdrücklich das kollegiale Lob von allen gemeint!
> - Der eigentliche Grund hinter dem Vergleichen kann ein Gefühl der mangelnden Anerkennung eigener Leistung oder der Wunsch nach Entlastung sein. Sprechen Sie in einem geschützten Rahmen das Thema offen an. Das kann eine interne Teamrunde, eine externe Supervision oder ein Einzelgespräch sein.

- Erinnern Sie sich an das Beispiel des ständigen Aufrechnens aus Kap. 4, wer wie viele Wochenenden und Feiertage gearbeitet hat und warum der Rolf viel mehr frei hat als die Lena. Unterbinden Sie das Aufzählen und Aufrechnen der Dienste. Versuchen Sie, das Thema mit der Person zu klären, die den Plan geschrieben hat.
- Schaffen Sie möglichst gemeinsame Erlebnisse! Vertrauen entsteht nicht nur durch die Arbeit, sondern ebenfalls durch Unternehmungen, Aktivitäten und Rituale, die zusammen erlebt werden. Das kann ein Geburtstagskalender im Pausenraum sein, ein gemeinsamer Bowlingabend oder ein zwangloses Treffen auf dem Weihnachtsmarkt.

7.1.5 Resilienzfaktor Nr. 5: Verantwortung übernehmen

In einem Team, in dem die Kollegen einen verantwortungsvollen Umgang miteinander pflegen, können Belastungen leichter bewältigt werden. Das Übernehmen von fachlicher und emotionaler Verantwortung ist ein zentraler Schlüssel für gelebte Resilienz in einem Pflegeteam. Die sehr renommierte Managementtrainerin und Sachbuchautorin Vera F. Birkenbihl hat in einem ihrer Vorträge über den Umgang mit Ärger und persönlichen Gefühlen gesagt: „Ärger ist eine Reflexreaktion von 15 s. Wenn wir uns länger ärgern, haben wir uns dafür entschieden."[2] Wie in diesem Buch bereits erwähnt, ist der lang anhaltende Unmut über nicht zu ändernde Umstände immer wieder Anlass für Diskussionen und Streitigkeiten. Wenn ein emotional verantwortliches Verhalten im Team gelebt und auf den Umgangston geachtet wird, kann eher Rücksicht auf die Bedürfnisse anderer genommen werden. Gleichzeitig sinkt die Hemmschwelle, Dinge anzusprechen, die schief laufen.

Die Notwendigkeit des eigenen Handelns steckt schon im Namen Verantwortung. Wir müssen häufig neue, andere Antworten auf wechselnde Situationen finden.

Was die persönliche Verantwortung bewirken kann und wie dadurch aus Einzelpersonen ein tragfähiges Netz werden kann, habe ich Ihnen hier zusammengefasst: Die folgenden Anregungen richten sich teilweise gezielt an Mitarbeitende mit Entscheidungsbefugnis. Falls Sie sich dadurch nicht direkt angesprochen fühlen, verstehen Sie diese Tipps bitte als Vorschläge, die Sie Ihren Vorgesetzten unterbreiten können.

Praxistipps

- Schaffen Sie Klarheit über Zuständigkeiten und Aufgabenverteilung. Dabei können regelmäßige Teambesprechungen helfen, die Aufgabenprofile zu schärfen.
- Sie fördern eigenverantwortliches Handeln, indem Sie neue Projekte an Kollegen übergeben. Besprechen Sie den zeitlichen und inhaltlichen Rahmen und lassen Sie der Gestaltung freien Lauf. Bieten Sie zudem im Bedarfsfall Ihre Unterstützung an.
- Implementieren Sie eine Fehlerkultur, denn wer für etwas verantwortlich ist, kann auch Fehler machen. Wenn Sie eine konstruktive Nachbesprechung ohne Wertung und Schuldzuweisung leiten, kann der Kernsatz sein: „Was können wir daraus lernen und nächstes Mal verbessern?"
- Beteiligen Sie Ihr Team an Entscheidungen. Neue Abläufe oder die Einführung neuer Arbeitszeiten können gemeinsam besprochen werden.
- Machen Sie erfahrenen Kollegen, Praxisanleitenden oder Führungskräften ihre Vorbildwirkung bewusst. Deren Verhalten wird in schwierigen Situationen dafür entscheidend sein, wie widerstandsfähig die Gruppe ist.
- Überlegen Sie, was Sie besonders schnell ärgerlich werden lässt. Benennen Sie es und schauen Sie, wie Sie damit zukünftig umgehen können. Mir persönlich hat sehr geholfen, weniger zu erwarten und vorauszusetzen. Ebenso war ein großzügigeres Zeitmanagement meinerseits der Grund für mehr Gelassenheit.
- Fördern Sie die Weiterbildung jedes Einzelnen. Steigt die persönliche Kompetenz, trauen sich die Kollegen eher, Verantwortung zu übernehmen.

7.1.6 Resilienzfaktor Nr. 6: Zukunftsplanung

Pflegeteams, die aktiv ihre Widerstandsfähigkeit steigern, haben erkannt, dass gemeinsame Planung Orientierung und Sicherheit schafft. Sie unterstützt sie dabei, zu agieren und proaktiv zu handeln. So bleibt die reale Wahrnehmung, die Situation unter Kontrolle zu haben. Beim gemeinsamen Entwickeln neuer Perspektiven und Konzepte fördern Sie die intrinsische Motivation: „Wir gestalten unsere Zukunft mit!" Dies ist ein wichtiges psychologisches Gegengewicht zu dem Gefühl des Ausgeliefertseins und unterstützt die emotionale Stabilität. Zusammen mit dem vorherigen Punkt der Übernahme von Verantwortung entsteht eine hohe Identifikation mit dem Team. Ich habe Ihnen einige Punkte zusammengestellt, wie Sie das erreichen können: Die nachfolgenden Tipps sind ebenfalls primär an Kollegen mit Personalverantwortung gerichtet. Damit die Resilienz des Teams gemeinsam gesteigert werden kann, ist jedoch die Bereitschaft jedes Einzelnen unabdingbar.

> **Praxistipps**
> - Führen Sie regelmäßig (1-mal jährlich) Entwicklungsgespräche, die nicht ausschließlich als Konfliktgespräche gedacht sind. Vereinbaren Sie hierfür einen Termin, der für beide Seiten annehmbar ist. Legen Sie den zeitlichen Rahmen (ca. 60–90 min) fest und geben Sie zur Orientierung einen Gesprächsleitfaden bekannt.
> - Suchen Sie im Laufe des Jahres gegebenenfalls erneut das Gespräch, um eventuelle Abweichungen von den Ergebnissen des Entwicklungsgesprächs zu thematisieren.
> - Erarbeiten Sie gemeinsam die Entwicklungsperspektiven einzelner Kollegen. Nutzen Sie hierfür gezielt den transformationalen Führungsstil (Kap. 9).
> - Veranstalten Sie einen Zukunftsvisionenworkshop! „Unsere Station in 3 Jahren" könnte der Titel lauten. Lassen Sie alle einfach mal weit über den Tellerrand schauen!
> - Dadurch verdeutlichen Sie, dass Wandel und Weiterentwicklung natürliche Bestandteile des Lebens sind. Sie nehmen Ihren Kollegen die Scheu vor etwas Neuem und die diesbezügliche Unsicherheit und geben Ihnen das Gefühl, aktiv mitzugestalten.

7.1.7 Resilienzfaktor Nr. 7: Selbstwirksamkeit

Die innere Überzeugung, dass mein Tun und mein Handeln für mich einen Sinn ergeben, ist ein zentraler Schutzfaktor für die Herausforderungen im Pflegealltag. Sie haben sich mit der Sinnhaftigkeit bereits in diesem Buch beschäftigt. Mit einem Link in Kap. 2 können Sie sich einen Reflexionsleitfaden herunterladen und sich unter anderem damit beschäftigen, *warum Sie eigentlich arbeiten*. Der Gedanke, sich mit dem tieferliegenden „Warum" zu beschäftigen, ist nicht neu. Nach dem Zitat von Friedrich Nietzsche „Wer ein Warum zu leben hat, erträgt fast jedes Wie" hat Prof. Viktor E. Frankl, Neurologe, Psychiater und Begründer der Logotherapie, sein vielbeachtetes Buch *Wer ein Warum zu leben hat: Lebenssinn und Resilienz* benannt.[3] Ihre persönlichen Antworten zur Sinnhaftigkeit stärken Ihr Vertrauen in die eigenen Stärken. Dies hilft, schwierige Situationen als machbar anzusehen und Sie sind kreativer bei der Problemlösung. Wie kann das nun im Arbeitsalltag gelingen?

> **Praxistipps**
> - Machen Sie Ihr Tun sichtbar! Schreiben Sie in einem Erfolgstagebuch am Ende des Tages oder des Dienstes 2–3 Dinge auf, die gut gelaufen sind.
> - Setzen Sie sich realistische Ziele. Gerade wenn Sie neu in einem Team sind, benötigen Sie Zeit zur Eingewöhnung, Einarbeitung und Kennenlernen der Kollegen, Räumlichkeiten und Abläufe.
> - Wir sind häufig unsere größten Kritiker. Fragen Sie sich nach schwierigen Situationen: „Was habe ich gut gemacht? Was kann ich beim nächsten Mal anders versuchen?" Lenken Sie Ihre Gedanken von „Ich lerne es nie!" zu einem „Ich gebe mir Mühe!".
> - Wenn Sie jemand berechtigt lobt, nehmen Sie es gern an. Aussagen wie „Ach, das ist doch selbstverständlich" oder „Das ist doch nicht der Rede wert" ersticken positives Feedback im Keim. Besser ist „Das ist ja nett von dir, vielen Dank!", das stärkt zudem das Wir-Gefühl. Sie können die anerkennenden Worte gleich zurückgeben: „Ohne deine Hilfe hätte ich es nicht geschafft!"
> - Beteiligen Sie sich aktiv bei Besprechungen im Team. Überlegen Sie aktiv Möglichkeiten zur Verbesserung und Weiterentwicklung.

Sie sehen, wie vielfältig die Möglichkeiten sind, sich persönlich widerstandsfähiger für den Arbeitsalltag zu machen. Das gelingt sicherlich nicht von heute auf morgen. Mit der Grundbereitschaft, sich weiterzuentwickeln, werden Sie erfahren, dass sich Ihr individueller Methodenkoffer erweitert.

Die Bereitschaft aller Beteiligten ist nun entscheidend dafür, ob und wie die oben genannten Faktoren Ihrem Team helfen, Herausforderungen zu meistern und konstruktiv mit Rückschlägen umzugehen. Dies umfasst die Verantwortlichen in leitenden Positionen und gleichermaßen die erfahrenen Kollegen mit weiteren Funktionen (z. B. Praxisanleitende) und die Menschen, die gerade neu in das Team gekommen sind. Pflegen Sie eine gemeinsame Wertebasis. Kommunizieren Sie diese transparent und klar und reflektieren Sie sich und das Verhalten einzelner Kollegen. Handeln Sie lösungsorientiert. Bleiben Sie handlungsfähig und gehen Sie sachlich mit Problemen um. Sie werden erleben, dass Unterschiede letztendlich Vielfalt und neue Möglichkeiten bedeuten. Die Stärke eines Teams liegt in jedem einzelnen Mitglied.

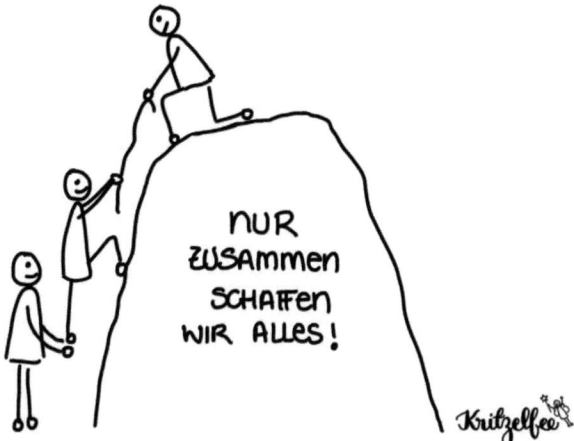

© Matthias Prehm, mit freundlicher Genehmigung

Notes

1. https://worldhappiness.report.
2. https://www.birkenbihl.tv.
3. Frankl, Viktor E., Wer ein Warum zu leben hat, Beltz Verlag, 2017.

8

Das wäre doch gelacht – der Wert von Humor für das Team

Ein häufig genanntes Merkmal für homogene und starke Teams ist Humor. Sie kennen sicherlich verschiedene Situationen bei der Arbeit, in denen Sie mit Ihren Kollegen entspannt gelacht haben. Das hört sich sehr einleuchtend an, doch schauen wir mal genauer hin, wie es gelingen kann, eben diese Momente zu schaffen, und was wir damit alles erreichen können.

8.1 Was ist notwendig, um miteinander lachen zu können?

Damit Humor die so oft nötige Entspannung bringen kann, braucht es einige Voraussetzungen. Wie in diesem Buch bereits ausführlich beschrieben, ist neben einem positiven Selbstbild elementar wichtig, dass wir zu unserem Gegenüber eine tragfähige Beziehung haben. Wenn Sie sich untereinander bereits gut kennen und mögen, fällt es Ihnen leichter, über alltägliche Situationen zu lachen. Sie haben die gleichen Dinge erlebt und pflegen meist einen ähnlichen Sprachwitz. Dabei ist Humor viel mehr, als eine augenzwinkernde Randbemerkung oder mit einem flotten Spruch in das Patientenzimmer zu kommen. Um zu verdeutlichen, was alles mit dem Begriff „Humor" in Zusammenhang gebracht werden kann, ist die Erstellung eines Analoggraffitis hilfreich. Sie schreiben das Wort in großen Buchstaben auf eine Flipchart oder ein Blatt Papier und notieren Ihre Assoziationen dazu. Beispielhaft sehen Sie das auf der Grafik, die jedoch keinesfalls den Anspruch auf Vollständigkeit erhebt! Sie können nach Belieben ergänzende Notizen vornehmen.

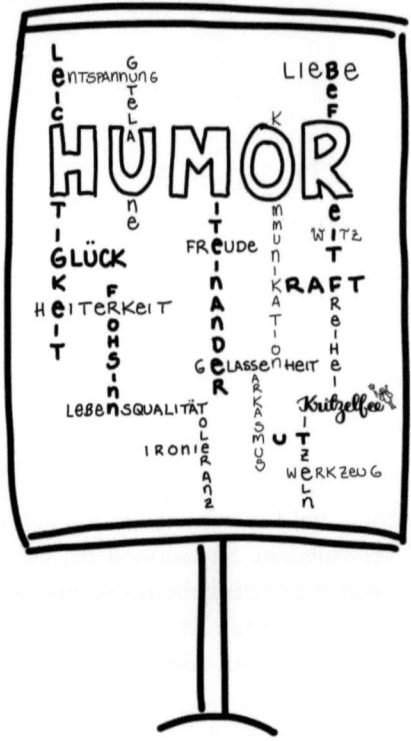

© Matthias Prehm, mit freundlicher Genehmigung

Es bedarf einiger Faktoren, damit die häufig gewünschte Leichtigkeit bei der Arbeit erhalten bleibt oder wieder einkehrt.

Die für mich wichtigsten Punkte sind:

- Empathie
- Respekt
- persönliche Zufriedenheit
- Achtsamkeit

Nicht zufällig sind diese Begriffe in diesem Buch bereits sehr ausführlich beschrieben worden.

> **Beispiel**
>
> Der Titel meiner Abschlussarbeit in der Weiterbildung zum Fachkrankenpfleger für Intensivpflege und Anästhesie hieß: „Humor in der Pflege mit brandverletzten Patienten". Wir unterhielten uns während der Frühstückspause im

> Aufenthaltsraum mit drei Kollegen über den Titel und das Thema. Einer bemerkte: „Na ja, Humor bei brandverletzten Patienten, da brauchst du ja schwarzen Humor!" Nach zwei Sekunden Stille brach lautes Gelächter aus. Wir trieben es auf die Spitze mit: „Das ist ja ein heißes Thema!", „Verbrenn dir da mal nicht die Finger!", „Sieh zu, dass der Funke überspringt!" und „Ganz schön brenzlig!" Nach fünf Minuten hatten wir Bauchschmerzen vor Lachen.

Erst später wurde mir bewusst, dass diese Bemerkungen nur in dem Raum und auch nur in der Konstellation mit den Kollegen für uns richtig lustig waren. Die gleichen Sätze im Patientenzimmer hätten mit großer Wahrscheinlichkeit genau das Gegenteil bewirkt. Somit ist eine gelebte Achtsamkeit gemeinsam mit Empathie vonnöten, damit Humor nicht verletzend wird. Ebenso war diese Situation kein zweites Mal konstruierbar. Dieselben Aussagen in der nächsten Pause wären nicht mehr witzig gewesen.

Ein Erleben der häufig genannten Situationskomik kann nur gelingen, wenn Sie mit einer grundsätzlichen Offenheit und Zufriedenheit bei der Arbeit sind. Genervte, überforderte und (negativ) gestresste Menschen sehen häufig in lustigen Momenten nicht das Komische. Ihnen steht sprichwörtlich nicht der Sinn danach. Das ist jetzt primär keine Bewertung von mir, sondern eine Beobachtung. Wenn beide Seiten emotional nicht auf einer Ebene sind, kann Humor schnell Anlass für Diskussionen oder Streitigkeiten werden. Respektieren Sie in diesem Fall, dass Ihr Gegenüber nicht auf Ihrer Wellenlänge ist. Bei Patienten oder Angehörigen benötigen Sie ebenfalls ein feines empathisches Gespür, ob und wie Humor seinen Platz haben kann. Ähnlich verhält es sich mit Ihren Kollegen. Mit manchen lachen Sie viel und die Arbeit fällt allen leicht, mit anderen wiederum wird der gleiche Arbeitstag als deutlich anstrengender empfunden.

Bei allem Sinn für Humor und dem Bestreben nach Harmonie und Leichtigkeit sollte an erster Stelle die gute Qualität der Arbeit stehen. Wenn verschiedene Stimmungslagen aufeinandertreffen, braucht es nicht zwingend etwas Lustiges. Arbeiten Sie respektvoll zusammen, helfen Sie sich gegenseitig und schauen Sie gemeinsam, wie Sie konstruktiv den Tag gestalten können.

8.2 Welche Funktion hat Humor?

Es gibt viele Gründe, sich mit der Sinnhaftigkeit humorvollen Arbeitens zu beschäftigen. Das geht über den schnell erzählten Witz hinaus und beinhaltet vielmehr eine positive Haltung zu den Widrigkeiten, die das Leben für uns bereithält.

Ergänzend zu Kap. 7 über Resilienz ist festzustellen, dass eine humorvolle Haltung auch Ihre persönliche Widerstandsfähigkeit erhöht. In der Grafik sehen Sie die von links kommenden „Arbeitswellen" (z. B. Aufnahmen, Verlegungen, Krankmeldungen usw.) und die von rechts heranrauschenden „Privatwellen" (z. B. der Kühlschrank ist leer, die Küche ist kalt, das Kind hat seinen Turnbeutel im Bus vergessen, die Mutter ist krank und abends müssen Sie noch zum Elternabend). Auf stabilen Klippen stehend (oder wie in Kap. 2 mit einem vollen Akku ausgestattet) sind Sie ein positives Vorbild für Ihr Umfeld. Daher sind ergänzend zu den bereits beschriebenen Resilienzfaktoren die Bereiche Glück, Wertschätzung, Empathie und Achtsamkeit wichtig, um auch in herausfordernden Zeiten den Kopf oben zu behalten, nach Lösungen schauen zu können und handlungsfähig zu bleiben.

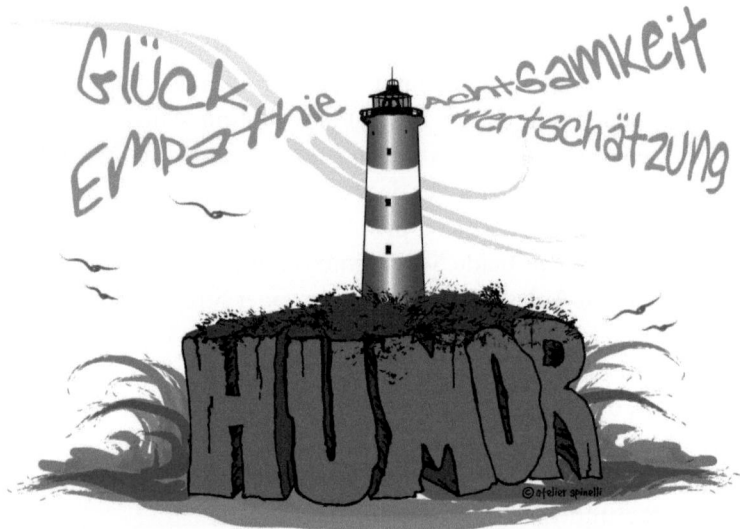

© Matthias Prehm, mit freundlicher Genehmigung

Dabei gibt es zusätzlich verschiedene Funktionen, die eine humorvolle Haltung mit sich bringt.

Schutzfunktion
Schwierige Situationen können besser bewältigt werden, wenn der Fokus auf das Positive gerichtet wird. Es kann sein, dass wir es schaffen, über Ausnahmesituationen zu *schmunzeln*. Dadurch stärken wir uns. Gleichzeitig relativiert dies häufig die erste Gefühlsreaktion und wir erkennen, dass wir wieder Handlungsspielraum zum Agieren haben.

> **Beispiel**
>
> Sehr beeindruckend für mich war die humorvolle Haltung eines Patienten auf der Intensivstation für Knochenmarktransplantation. Er hatte eine akute myeloische Leukämie, erwartete die Chemotherapie und die anschließende Transplantation des gespendeten Knochenmarks. Wir saßen uns gegenüber und führten das Anamnesegespräch. Gleich zu Beginn bemerkte er: „Ich weiß eigentlich gar nicht, was ich hier soll. Ich habe einen Hummer bestellt und Krebs bekommen!"

Diese bemerkenswerte Haltung behielt er während seines zehnwöchigen Klinikaufenthaltes bei.

Ventilfunktion
Wir erfahren manchmal Situationen während der Arbeit, die meist nur Pflegende lustig finden können. Wenn wir Erlebtes Außenstehenden berichten, die nicht in der Pflege arbeiten, sind die Reaktionen sehr unterschiedlich. Einige können es nachvollziehen und lachen mit, andere wiederum sind teilweise erschrocken, warum wir bei diesen Umständen noch lachen können. Das folgende Beispiel kommt Ihnen sicherlich in abgewandelter Form bekannt vor.

> **Beispiel**
>
> Ich stand im Pflegearbeitsraum und richtete die Medikamente. Die Tür zum Stationsflur war offen und zwei Patientinnen spazierten mit ihrem Rollator den Gang entlang. Als sie ins Gespräch vertieft an mir vorbeikamen, entfleuchten einer Patientin laut hörbar Darmwinde, nicht einmal, sondern dreimal. Die beiden älteren Damen gingen jedoch ungeachtet dessen weiter, bis eine von ihnen sagte: „Gesundheit!" Als ich es meinen Kollegen erzählte, fanden wir es alle lustig. Am Abend berichtete ich meinem besten Freund davon (er arbeitet als Bootsbauer) und er meinte: „Mensch Matthias, du lachst über ältere Frauen die Blähungen haben! Du brauchst echt Hilfe!"

Es ist wichtig zu erwähnen – ähnlich wie bei dem Beispiel mit meiner Facharbeit –, dass wir diese Dinge ansprechen, wenn wir im Team unter uns sind und die Tür vom Aufenthaltsraum geschlossen ist. Achten Sie darauf, dass es bei einer empathischen und achtsamen Grundhaltung zu den Patienten bleibt und sich die Gespräche nicht ausschließlich um Missgeschicke und Fehlverhalten drehen.

Stärkt soziale Bindungen
Wenn es Ihnen gelingt, durch gemeinsame Erfahrungen ein Gefühl der Verbundenheit zu schaffen, stärkt dies die sozialen Beziehungen untereinander. In der Nachbetrachtung einiger absurder Situationen erleben Sie in der Gemeinschaft häufig, dass Sie über die gleichen Dinge lachen können. Sie kennen sicherlich „Running Gags". Ein lustiges Erlebnis wird mit einem Handzeichen oder einem Wort sofort wieder präsent und Sie sind gedanklich in dieser Situation. Lassen Sie Ihre anderen Kollegen daran teilhaben, damit „Insiderwitze" niemanden ausschließen.

Fördert Kreativität und einen Perspektivwechsel
Wir kommen leichter auf neue Ideen und Lösungsmöglichkeiten, wenn wir uns gedanklich öffnen. In einem kreativen Prozess ist ausdrücklich das Denken in alle Richtungen erlaubt. Ein bewusstes Übertreiben der Situation erschließt manchmal neuen Handlungsspielraum und wir bekommen eine neue Sichtweise auf die an sich gleiche Tatsache. Die wichtigste Erkenntnis ist für mich beim Perspektivwechsel, dass wir als Pflegende im Krankenhaus, im Pflegeheim etc. arbeiten dürfen und gesund und munter an der Seite des Krankenbetts stehen. Wer von ihnen schon einmal als Patient in der Klinik war, weiß das sicherlich zu schätzen.

8.3 Unterschiede zwischen Schadenfreude, Ironie, Sarkasmus und Zynismus

Es gibt viele verschiedene Möglichkeiten, etwas Humorvolles auszudrücken. Wichtig ist hierbei, in welcher Beziehung wir zueinander stehen und ob alle das gleiche Humorverständnis in Bezug auf die Situation haben. Ich zeige Ihnen im Folgenden auf, welche kleinen Unterschiede es dabei gibt.

Schadenfreude
Damit wir die feinen Unterschiede von tatsächlicher Schadenfreude und dem gemeinsamen Lachen mit dem Betroffenen als Reaktion auf ein Missgeschick erkennen, kommt hier nun zunächst ein Beispiel:

> **Beispiel**
> Wir hatten einen anstrengenden Spätdienst in Unterbesetzung und zu dritt bis dahin alles im Griff. Meine humorvolle Kollegin Annett kam gerade aus einem Patientenzimmer und hielt mit beiden Händen eine Bettpfanne, die so voll war,

> dass der Deckel nicht mehr ganz draufpasste. Sie ging hoch konzentriert in Richtung Fäkalienraum und übersah, dass im Fußboden eine kleine Unebenheit war. Sie geriet ins Stolpern, versuchte noch das Gleichgewicht zu halten und fiel schließlich zwischen Visitenwagen und Müllsack gegen die Wand. Die Bettpfanne flog im hohen Bogen auf den Boden und es spritze in alle Richtungen. Mein Kollege Holger und ich sahen die Bescherung. Annett fing laut an zu lachen und wir beide stimmten mit ein. Wir halfen ihr und beseitigten zusammen alle Spuren des Unfalls. Am nächsten Arbeitstag habe ich etwas Nuss-Nougat-Creme an die Wand geschmiert. Als Annett vorbei ging, wischte ich es mit dem Finger ab und steckte ihn mir fragend in Mund: „Annett? Ist das noch von gestern?" Wir haben Tränen gelacht! Lange Zeit haben wir uns schmunzelnd und lachend im Team an diesen Dienst erinnert!

Wie bereits im Vorwort beschrieben, werden in diesem Buch viele einzelne Faktoren genau betrachtet, die ein Team zusammenwachsen lassen. Gerade im Kontext von Humor und der scheinbaren Schadenfreude lohnt sich der zweite oder sogar dritte Blick auf die Situation. Einzeln betrachtet – und laut Dudendefinition – ist Schadenfreude „die boshafte Freude über das Missgeschick oder Unglück eines anderen". Bei dem genannten Beispiel haben Sie sicherlich festgestellt, dass wir keine boshafte Genugtuung oder hämische Freude über das Malheur unserer Kollegin empfunden haben. Wir (als Team in diesem Spätdienst) mussten und konnten über den Patzer dennoch lachen, weil in diesem Fall die Betroffene durch ihre selbstironische Reaktion signalisiert hat: Seht her, mir ist gerade etwas Verrücktes passiert, mir geht es gut und das sah bestimmt lustig aus!

Stellen Sie sich bitte vor, wenn das gleiche Missgeschick einem notorisch schlecht gelaunten Kollegen passiert wäre. Wir hätten ihm genauso geholfen, doch wer weiß, ob die gleiche Humorebene wie mit Annett erreicht worden wäre. Hätten Holger und ich in diesem Fall Zufriedenheit über den Unfall empfunden und die unerfreuliche Situation für uns subjektiv als verdient betrachtet, wäre es Schadenfreude im eigentlichen Sinne gewesen.

Schadenfreude sollte unter Kollegen keinen Platz haben. Insgeheim können Sie sicherlich froh sein, dass Ihnen die Panne nicht passiert ist. Da Sie aber (hoffentlich) keine Genugtuung darüber empfinden, fehlt Ihnen (zum Glück) jedoch das Boshafte und das Vergnügen am Fehltritt des anderen.

Damit wir über uns lachen können, benötigen wir Selbstbewusstsein, Selbstvertrauen und eine positive Lebenseinstellung.

Ironie und Sarkasmus
Während wir bei der Schadenfreude über jemanden lachen und meist froh sind, dass es uns nicht passiert ist, zeigen Ironie und Sarkasmus etwas anderes.

Bei diesen Stilmitteln sagen wir das Gegenteil von dem, was eigentlich gemeint ist. Die Differenzierung besteht in der grundsätzlichen Intention. Ein ironischer Kommentar beinhaltet etwas Humorvolles oder äußert Kritik. Die unerwartete Wendung macht den Kontrast zum Gesagten deutlich, was wir dann wiederum lustig finden.

> **Beispiel**
> Während der Coronapandemie war ich als freiwilliges Mitglied im hausärztlichen Impfteam tätig. Vor mir saß ein sehr großer, muskulöser und fast komplett tätowierter Mann. Nach der kurzen Beschreibung, was beim Impfen nun folgen würde – wie Desinfektion, Injektion, Pflaster –, schaute er ängstlich zur Seite und kniff die Augen zusammen. Ich fragte, ob es ein Problem gäbe, und er sagte: „Ich habe Angst vor Spritzen!" Da mussten wir beide lächeln und ich erkundigte mich nach seinem Beruf, um ihn abzulenken. „Ich bin Schlachtermeister!" „Dann sind Sie bestimmt auch Vegetarier!", meinte ich. „Nein, Veganer!", war seine Antwort. Wir mussten beide lachen und ich durfte die Impfung fortsetzen.

Hier werden alle Funktionen von Humor deutlich. Er schafft Verbindung, nimmt Ängste und wir bewältigen mit Empathie und Respekt schwierige Situationen.

Wenn die Beziehung zu unserem Gegenüber nicht harmonisch ist, sondern eher angespannt, kann die sarkastische Bemerkung eher als Angriff oder gezielter Spott verstanden werden:

> **Beispiel**
> Ein Kollege kommt abgehetzt und zu spät zum Dienst. Der Kommentar von einem wartenden Teammitglied: „Schön, dass du es einrichten konntest!", kann als Angriff verstanden werden.

Der Übergang von Ironie zu Sarkasmus ist manchmal fließend und sehr davon abhängig, welches Humorverständnis mein Gegenüber hat. Wenn ich mir im Unklaren darüber bin, wie meine Bemerkung aufgefasst werden könnte, verzichte ich lieber auf eine spitze Aussage. Die anschließende Klärung und Diskussion sind häufig anstrengender und zeitraubender als der Nutzen einer kurzen Aufheiterung.

Zynismus
Wenn Humor gezielt genutzt wird, um andere zu verletzen oder sich auf perfide Weise lustig zu machen über das Leid eines anderen, ist dies meines Erachtens Zynismus. Vereinfacht ausgedrückt ist Zynismus für mich Sarkasmus oder Ironie minus Empathie. Zynismus missachtet die Wertevorstellung der Gesellschaft, verhöhnt und verachtet die Bedürfnisse anderer. Hier ein trauriges Beispiel:

> **Beispiel**
>
> Am 10. November 2009 verstarb der ehemalige Torhüter von Hannover 96 und DFB-Nationalspieler Robert Enke. Er litt an einer bipolaren Störung und nahm sich das Leben, indem er sich auf die Bahngleise legte und vom Zug erfasst wurde. Ich las in den (a)sozialen Medien folgende Kommentare: „Der Robert war halt etwas zerstreut an diesem Tag!" Das wurde wiederum kommentiert mit: „Kein Wunder, er hat ja auch Zug bekommen!"

Nutzen Sie Humor, um die schönen und verbindenden Aspekte in den Vordergrund zu stellen. Lachen Sie gemeinsam und schaffen Sie es, über sich selbst zu lachen. Die Grenzen dessen, wer über was lachen kann, sind immer individuell. Humor sollte niemanden ausgrenzen und diffamieren. Respektieren Sie auch beim Humor die Grenzen Ihres Gegenübers.

9

Erfolgreiche Führungsarbeit in einem Team

Die in diesem Buch bisher beschriebenen Merkmale und Kompetenzen, die ein Gelingen von erfolgreicher Teamarbeit ermöglichen, zeigen sich nur dann, wenn die Führungskräfte diese Werte vorleben, verteidigen und teilen. Da Sie in der Leitungsposition in einer exponierten Lage sind, wird Ihr Verhalten von allen Beteiligten im Vergleich zu dem von Kollegen, die keine leitende Funktion haben, noch schneller und genauer wahrgenommen. Dabei ist die Herausforderung einer leitenden Tätigkeit im Gesundheitswesen noch komplexer als in anderen Bereichen. Wenn Sie die Grafik der jonglierenden Pflegekraft aus Kap. 2 in Erinnerung haben, bei der fünf Bälle in der Luft gehalten werden, dann sind es bei der Stationsleitung mindestens sechs bis sieben Bälle gleichzeitig! In diesem Kapitel zeige ich Ihnen beispielhaft einige der alltäglichen „Jonglierbälle" – also der täglichen Herausforderungen – für Führungskräfte auf.

Zudem stelle ich Ihnen zwei Führungsstile vor, durch die der gemeinsame Teamerfolg möglich wird. Am Ende des Kapitels werden die Folgen deutlich gemacht, wenn Führungskräfte ihren Aufgaben nicht oder nur ungenügend nachkommen.

9.1 Welche Herausforderungen gibt es für Führungskräfte in der Pflege?

Hohe Erwartungshaltung aller Beteiligten
Die Kombination aus Fachkompetenz, zwischenmenschlichen Fähigkeiten und einer klaren ethischen Haltung ist in der Pflege prägnant und wird von

allen Beteiligten stark wahrgenommen. In der Führungsposition sind die emotionalen Anforderungen besonders hoch. Auf der einen Seite sind es die Erfüllung der Erwartungen der Mitarbeitenden an einen ausgeglichenen und fairen Dienstplan und die Offenheit, bei Problemen erster Ansprechpartner zu sein. Und auf der anderen Seite ist es die Souveränität bei fachlichen Fragen, um die nötige Qualität unter Beweis zu stellen.

Ressourcenmangel
Wie in vielen anderen Bereichen der Wirtschaft ist der Fachkräftemangel in Deutschland ebenso in der Pflege zu spüren. Erschwerend kommt hier ein allgemeiner Personalmangel hinzu. In einer Pressemitteilung des Statistischen Bundesamtes vom Januar 2024[1] werden die Probleme deutlich beschrieben:

> „Infolge der Alterung der Gesellschaft werden in Deutschland bis zum Jahr 2049 voraussichtlich zwischen 280.000 und 690.000 Pflegekräfte fehlen. Wie das Statistische Bundesamt (Destatis) auf Basis einer neuen Vorausberechnung zum Pflegekräftearbeitsmarkt (Pflegekräftevorausberechnung) mitteilt, wird der Bedarf an erwerbstätigen Pflegekräften ausgehend von 1,62 Millionen im Vor-Corona-Jahr 2019 voraussichtlich um ein Drittel (+33 %) auf 2,15 Millionen im Jahr 2049 steigen."

Dies wird in einer Grafik zur Engpassberechnung noch deutlicher:

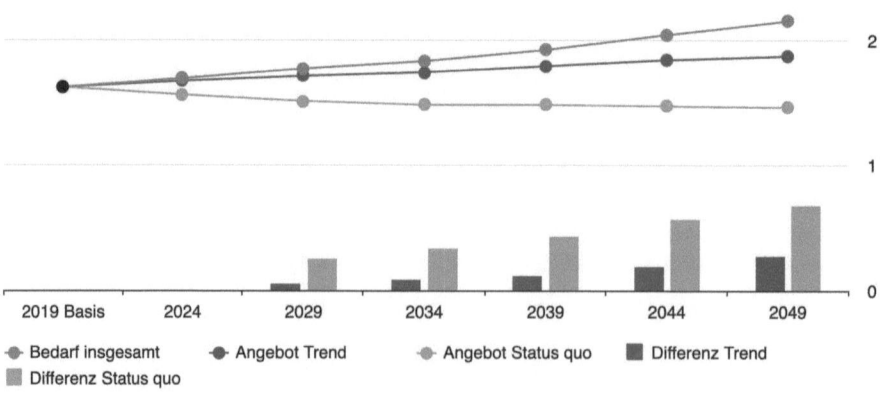

Engpassbetrachtung des vorausberechneten Bedarfs und Angebots von Pflegekräften
in Millionen

Datenbasis 2019: Mikrozensus 2019

© Statistisches Bundesamt (Destatis), 2025

Hinzu kommt die Anforderung an eine Führungskraft, effizient und kreativ mit den vorhandenen Ressourcen (Personal und Zeit) umzugehen und dabei die Bedürfnisse der Patienten im Blick zu behalten.

Ein komplexes Gesundheitswesen
Ein wesentliches Merkmal bei der Arbeit im Pflegebereich ist die Tatsache, dass Sie mit vielen unterschiedlichen Akteuren (Pflegepersonal, Ärzte, Patienten, Therapeuten, Kollegen aus der Verwaltung, etc.) zusammenarbeiten werden. Daher ist es eine tägliche große Aufgabe, die bestmögliche Versorgung der Patienten sicherzustellen. Dies wird nur gelingen, wenn alle Beteiligten auf das gleiche Ziel hinarbeiten.

In kaum einem anderen Bereich ist der Satz „Nichts ist beständiger als der Wandel!" (dies wird dem griechischen Philosophen Heraklit, 500 v. Chr., zugesprochen) so treffend wie bei der Pflege und Betreuung von Menschen. Technische Innovationen, neue gesetzliche Regelungen oder wissenschaftliche Erkenntnisse sind hier nur einige Beispiele. Meist noch fordernder sind strukturelle Veränderungen innerhalb eines Unternehmens. Hier sind die Zusammenlegung von Teams, die Schließung von Abteilungen oder ganzer Standorte sicherlich die größten Neuerungen, mit denen sich die Mitarbeitenden beschäftigen müssen.

* * *

Dies sind neben der Erhaltung der körperlichen und emotionalen Robustheit jedes Einzelnen in dieser Position nur einige der „Jonglierbälle", die täglich auf die Führungskraft warten.

9.2 Was macht eine gute, erfolgreiche Führungskraft aus?

Sie haben in diesem Buch bereits erfahren, dass Sie sehr praxisnahe Ansätze und persönliche Werkzeuge für diese Herausforderungen erhalten. Vielleicht ahnen Sie es schon: … Ja, genau … *Ihre* persönlichen Kompetenzen sind hier entscheidend! Kurz gesagt: Sie haben hier die Möglichkeit, Ihre eigene Expertise zu festigen und zudem neues Rüstzeug zu erhalten. In Kap. 2 haben Sie sicherlich den „Reflexionsleitfaden" entdeckt. Das Ziel dieser Übung – sich seiner intrinsischen Motivation bewusst zu werden – ist für Menschen, die eine leitende Position innehaben, unentbehrlich. Welche Werte sind Ihnen in Ihrer Stellung wichtig? Leben Sie die Integrität vor? Schaffen Sie es, selbst für sich zu sorgen und Ihre moralischen Prinzipien im hektischen Arbeitsalltag zu bewahren? Das sind ungewöhnliche Fragen; Ihre persönlichen Antworten sind dadurch umso wertvoller.

In meiner über 15-jährigen Erfahrung als Seminarleiter der HumorPille® erfrage ich regelmäßig in Führungsseminaren, aufgrund welcher Werte die Teilnehmenden ihre Position gestalten.

Ich habe Ihnen die meistgenannten Werte inhaltlich zusammengefasst:

Ehrlichkeit/Transparenz/Offenheit/Aufrichtigkeit/Klarheit
Das sind die Kernkompetenzen der **Integrität**. Wie in diesem Buch bereits mehrfach erwähnt, ist die mangelnde Ehrlichkeit innerhalb eines Teams häufig der Anlass für Unstimmigkeiten. Es scheint für viele leichter, hinter dem Rücken oder der vorgehaltenen Hand *über* jemanden zu sprechen, anstatt den direkten Kontakt und die sachliche Auseinandersetzung *mit* dem Betroffenen zu suchen. Für Menschen mit personeller Verantwortung sind daher die täglich gelebte Aufrichtigkeit, Offenheit und Ehrlichkeit mit den Mitarbeitenden elementar. Dies wird Ihnen gelingen, wenn Sie ein klares Selbstverständnis hinsichtlich Ihrer Position und Ihrer Arbeit haben. Diese Kompetenzen sind in einem Buch schnell aufgeschrieben, doch wie sieht es in der Praxis aus?

> **Beispiel**
> Sie erhalten als Führungskraft eine brisante Information von der Geschäftsführung, die große Veränderungen für Sie und Ihr Team bedeutet. Können Sie jetzt uneingeschränkt sofort transparent und ehrlich sein? Sie werden sicherlich zunächst weitere Informationen einholen, Ihnen vertraute Personen (z. B. weitere Mitglieder Ihres Leitungsteams) miteinbeziehen und die Lage sondieren. Wenn Sie Klarheit über die Situation erlangt und Lösungsmöglichkeiten erarbeitet haben, sprechen Sie mit Ihrem Team. Jetzt kommunizieren Sie offen, ehrlich, transparent und planen gemeinsam die weiteren Schritte.

Das genannte Beispiel ist für alle Beteiligten sehr herausfordernd und sicherlich nicht alltäglich. Anders verhält es sich bei der monatlichen Dienstplangestaltung oder der jährlichen Urlaubsplanung. Hier sind die oben erwähnten Werte wichtig, um ein hohes Maß an Zufriedenheit aller Beteiligten zu erreichen.

> **Vorschläge für die Praxis**
>
> - In Abschn. 1.3 haben Sie die Varianten der **Dienstplangestaltung** gesehen. Vereinbaren Sie zudem, mit welchem zeitlichen Vorlauf der Dienstplan erstellt wird. Beispielsweise wird der April-Plan in der ersten Februarwoche veröffentlicht; dies würde einen Vorlauf von sieben Wochen bedeuten. Seien Sie transparent, wenn angegebene Wünsche nicht realisiert werden können, und suchen Sie gemeinsam nach Lösungen.
> - Ähnlich verhält es sich bei der **Urlaubsplanung**. Sollte es Diskrepanzen bezüglich der genehmigten Anzahl an Kollegen und real eingetragen Menschen geben, helfen ebenfalls Transparenz und Ihre persönliche Klarheit. Ihr Anspruch als Führungskraft sollte es sein, dass in diesem Fall die Beteiligten selbstständig einen Kompromiss finden und Ihnen die Lösung mitteilen. Eine weitere Möglichkeit wäre, einen Vergleich zum Vorjahr zu nutzen, um der Gerechtigkeit Genüge zu tun. Erst wenn diese Möglichkeiten ausgeschöpft worden sind, können Sie das Los entscheiden lassen.

Zu der erwähnten **Offenheit** zählt neben der Tatsache, dass Sie für die Belange Ihrer Kollegen ein offenes Ohr haben sollten, ebenso die Kompetenz, Rückmeldungen zu Ihrem eigenen Verhalten zuzulassen. Seien Sie bereit, konstruktives Feedback anzunehmen und selbst zu geben. Nehmen Sie sich für diese Gespräche die nötige Zeit und sorgen Sie idealerweise für den geeigneten Raum. Damit fördern Sie eine vertrauensvolle Kultur des Miteinanders und signalisieren ebenfalls Ihre Bereitschaft zur kontinuierlichen Verbesserung.

Empathie/Respekt/Humor/Loyalität/Gerechtigkeit
Die Begriffe **Empathie** und **Respekt** werden mit Abstand am häufigsten genannt. Die Bedeutung dieser Werte spiegelt sich in diesem Buch wider: Zwei komplette Kapitel sind diesen wichtigen Kompetenzen gewidmet.

Auch im Zusammenspiel mit Ehrlichkeit sind Empathie und Respekt ausschlaggebend:

> Ehrlichkeit ohne Empathie und Respekt kann schnell taktlos sein. Ähnlich verhält es sich beim Humor: Eine ironische Bemerkung ohne Fingerspitzengefühl kann verletzend sein.

Damit innerhalb Ihres Teams ein respektvolles Miteinander funktionieren kann, sind Ihre persönliche Klarheit und das Einhalten von Absprachen und Regeln unverzichtbar. In Ihrer Position mit Führungsverantwortung ist es enorm wichtig, dass Sie diese Vereinbarungen einhalten. Damit schaffen Sie die nötige Basis, um ein positives Arbeitsumfeld zu ermöglichen. Vom Team wird sehr genau wahrgenommen, wie loyal Sie sich – unabhängig von Ihrer persönlichen Meinung über ein Teammitglied – im Ernstfall verhalten. Ich möchte Ihnen so eine Ausnahmesituation schildern:

> **Beispiel**
> Sie erinnern sich sicherlich an die in diesem Buch geschilderten Kollegen, die notorisch schlecht gelaunt zur Arbeit kommen und es häufig anderen schwer machen. Eine solche Kollegin hatte im OP ausgeholfen. Nach dem zweiten Eingriff verließ sie weinend und völlig aufgebracht den OP-Saal, lief zu unserer Stationsleitung und schilderte den gerade erlebten Vorfall: eine persönlich beleidigende Eskalation eines Chirurgen mit anschließendem Wurf des Skalpells in ihre Richtung. Nach ergebnislosen Gesprächen mit allen Beteiligten initiierte meine Stationsleitung eine Sitzung mit dem Betriebsrat, dem Chefarzt, meiner Kollegin und dem Chirurgen. Das Ergebnis war eine umfassende Entschuldigung des Chirurgen und eine angeordnete einwöchige Beurlaubung für ihn.
> Das Signal an unser Team war deutlich: Ich setze mich für euch ein, weil jede und jeder zum Team gehört!

Vertrauen/Akzeptanz/Einigkeit/Teamgeist/Vorbild
Viele Teilnehmende unserer Führungsseminare nennen zudem häufig den Begriff **Vertrauen**. Das ist nachvollziehbar, doch seien Sie sich gewiss: Sie werden nur Vertrauen bei Ihren Mitarbeitenden genießen, wenn Sie vorher ein aufrichtiges, empathisches und ehrliches Verhalten gezeigt haben. Zudem entsteht ein nachhaltiger Bruch in der Beziehung, wenn Mitarbeitende erfahren, dass Sie etwas persönlich Anvertrautes weitergegeben haben. Im Nach-

> **Beispiel**
> In welchem Maße ein vertrauensvolles Miteinander gelebt wird, zeigt sich häufig daran, wie gut und effizient das Ausfallmanagement funktioniert. Ich persönlich habe Nachfragen und genervte Reaktionen erlebt, als ich mich krankmelden musste: „Was hast du denn?", „Und damit eine ganze Woche?", „Schon wieder eine Woche krank?". Dies fördert Misstrauen und Unmut innerhalb des Teams. Wie reagieren Sie als Führungskraft in diesem Fall?
> Wie verhalten Sie sich, wenn Sie Kollegen um ein kurzfristiges Einspringen in den Dienst bitten? **Akzeptieren** Sie ein „Nein"? Wenn Sie nach den Gründen fragen oder diese infrage stellen, verlieren Sie Ihr Ansehen.

> Ich würde Ihnen Folgendes empfehlen:
>
> - Bei einer Krankmeldung wünschen Sie „Gute Besserung", fragen nach der voraussichtlichen Dauer oder dem nächsten Arzttermin. Vereinbaren Sie zusätzlich, wann sich der Mitarbeitende wieder bei Ihnen meldet.
> - Bei der Frage, ob jemand kurzfristig einen Dienst übernehmen kann, akzeptieren Sie, wenn die Antwort negativ ausfällt. Zudem können Sie aktiv den Drang der Kollegen unterbinden, sich zu rechtfertigen. Beispielsweise kann der Satz „Du, das ist in Ordnung, ich brauche keine Erklärung" sehr entspannen.

hinein kostet es viel Zeit und Mühe, wieder eine konstruktive Arbeitsebene herzustellen und die Beziehung ins rechte Lot zu bringen.

Die **Einigkeit** innerhalb des Leitungsteams wird von Ihren Mitarbeitenden sehr genau beobachtet. Besteht eine Diskrepanz zwischen Werten oder Ansichten und werden Absprachen unterschiedlich interpretiert, ist Unzufriedenheit vorprogrammiert. Beugen Sie dem vor, indem Sie sich intern auf der Führungsebene abstimmen, die Situation evaluieren und Meinungsverschiedenheiten offen und klar besprechen. Idealerweise richten Sie regelmäßige Termine für den internen Austausch ein. Eine stetige Einigkeit innerhalb Ihres ganzen Teams ist utopisch. Daher ist ein offener, fairer und klarer Umgang mit Meinungsverschiedenheiten wichtig.

Ein von allen Beteiligten gelebter **Teamgeist** ist ein Wert, der nachvollziehbar ein vielfacher Wunsch ist. Realität kann er nur werden, wenn eben *alle* ihren Teil dazu beitragen. Wie vielfältig dieser „Teamgeist" sein kann und was die Beteiligten zum Gelingen beitragen können, haben Sie in diesem Buch bereits erfahren. Leben Sie *Ihre* Definition innerhalb Ihrer Führungsriege vor. Denn in Ihrer Funktion sind Sie ein **Vorbild!** Nutzen Sie die Stärken Ihrer Mitarbeitenden, um gemeinsam zu wachsen. Besprechen Sie Situationen, in denen es Unstimmigkeiten gab, und appellieren Sie an alle Kollegen, ihren Teil zur Gemeinschaft beizutragen.

Fachliche Kompetenz/Verantwortungsbewusstsein/Inspiration
Neben den vielfach beschriebenen *sozialen* Kompetenzen, die in einer leitenden Position notwendig sind, ist eine hohe *fachliche* **Kompetenz** unabdingbar. Das Wissen um die Herausforderungen in Ihrem Bereich ist wichtig, um das Team bei der Lösung von Problemen unterstützen und die Qualität der Pflege sicherstellen zu können. Meiner Ansicht nach werden Sie von Ihrem Team nur respektiert (hier ist ausdrücklich der horizontale Respekt auf Augenhöhe gemeint), wenn Sie Fach- und Sozialkompetenz gleichermaßen vorleben.

Sie haben aufgrund Ihrer Position eine hohe **Verantwortung** für eine positive Arbeitsatmosphäre in Ihrem Team. So legen Sie beispielsweise fest, welcher Sprachgebrauch in Ihrer Abteilung toleriert wird. Reflektieren Sie in Ihrem Team regelmäßig, wie über Patienten gesprochen wird. Explizit auch dann, wenn die Tür des Besprechungsraumes verschlossen ist. Seien Sie sich gewiss: Auszubildende und neue Kollegen übernehmen relativ schnell und unkritisch die Wortwahl des Teams. Ebenso verhält es sich bei Unstimmigkeiten und täglichen Herausforderungen. Gehen Sie Konflikten nicht aus dem Weg. Mit der notwendigen Klarheit und Offenheit lassen sich auch strittige Themen diskutieren. Es liegt in Ihrer Verantwortung, wie Sie und Ihr Team mit Menschen umgehen, die wiederholt Respektlosigkeiten an den Tag legen. Dabei ist es nicht relevant, ob dies nun Mitarbeitende, Personen anderer Berufsgruppen, Angehörige oder Patienten sind. Hilfreiche Tipps dazu finden Sie in Kap. 4. Sie legen fest, wie in Ihrer Abteilung mit Ihnen und miteinander kommuniziert wird. In Ihrer Verantwortung liegt es, Mitarbeitenden dies deutlich zu machen, die sich nicht an die Festlegungen halten. Setzen Sie hier auf die Selbstverantwortung jedes Einzelnen.

In jedem Fall ist eine offene Kommunikation mit den Betreffenden entscheidend. Machen Sie sich bewusst, dass Sie handeln müssen. Hierbei gibt es verschiedene Möglichkeiten:

- In einem strukturierten, vertraulichen und offenen Gespräch schildern Sie Ihren Standpunkt. Um die Selbstreflektion Ihres Gegenübers anzuregen, helfen folgende Fragen:
    - Was brauchst du von mir, um dein Bestes geben zu können?
    - Wie möchtest du in unserem Team weiterkommen?
    - Macht es dir Spaß und gibt es dir Sinn, was du hier tust?
    - Bist du in der Lage, in deiner Position dein Bestes zu geben?
    - Was kannst du ändern, um wieder motiviert zur Arbeit zu kommen?
- Besprechen Sie gemeinsam das weitere Vorgehen und vereinbaren Sie einen Gesprächstermin zur Überprüfung der Resultate.
- Erörtern Sie die Möglichkeit, die jeweilige Person innerhalb des Unternehmens in eine andere Abteilung zu versetzen, um der Persönlichkeitsstruktur besser gerecht zu werden.
- In manchen Fällen kann eine Mediation durch eine neutrale Person hilfreich sein. Hierbei erarbeiten Sie klare Richtlinien der Kommunikation und minimieren so Missverständnisse.
- Wenn trotz der genannten Bemühungen die Fronten verhärtet bleiben (allein dieser Ausdruck zeigt schon einen alarmierenden Zustand!!), kann eine

Trennung in beiderseitigem Einvernehmen die letzte Option sein. Dieser Schritt sollte sorgfältig abgewogen werden, nachdem alle Möglichkeiten zur Verbesserung ausgeschöpft wurden.

Arbeitsrechtlich gibt es keinen Kündigungsgrund „Teamunfähig". Unter bestimmten Voraussetzungen kann eine Versetzung innerhalb des Betriebes angeordnet werden.

Appellieren Sie immer an die Selbstreflexion und finden Sie gemeinsam neue Lösungsansätze.

Der Begriff „Verantwortung" ist berechtigterweise ein wichtiger Resilienzfaktor wie in diesem Buch schon erwähnt. In ihm steckt das Wort „Antwort", also die Anforderung, auf die gegebenen Umstände flexibel zu reagieren.

Ihr persönliches Engagement ist entscheidend dafür, auch **inspirierend** auf Ihr Team zu wirken. Die täglich notwendige Flexibilität in Ihrem Alltag und der Wille, mal „über den Tellerrand zu blicken", ist für viele in Ihrem Team ein Ansporn, es Ihnen gleichzutun.

Sie sehen, wie wertvoll es ist, dass Sie sich Ihrer Werte, Präferenzen und Kompetenzen bewusst sind. Eine regelmäßige Selbst- und Teamreflektion sind dabei sehr hilfreich. Nutzen Sie die in diesem Buch angebotenen Reflexionsleitfaden und persönlichen Fragebögen ebenso für Ihr Team, um gemeinsame Werte und Regeln zu erarbeiten.

* * *

Das Wissen um die eigenen Werte befähigt Sie, mit weitreichender Klarheit die bevorstehenden Aufgaben zu erledigen.

Im Gegensatz zum klassischen Rollenverständnis, bei dem die Mitarbeitenden der Führungskraft dienen, teilt sich bei den modernen Führungsmethoden die Verantwortung für das Gelingen (z. B. reibungslose Abläufe, gute Patientenversorgung) das gesamte Team. Die Basis für den Erfolg sind vor allem die vertrauensvolle Kommunikation, Transparenz und konstruktives Feedback. Insbesondere ist eine lebendige Fehlerkultur notwendig, in der Fehler nicht ausschließlich negativ bewertet und bestraft werden. Stattdessen werden diese als Möglichkeit angesehen, offen zu diskutieren und für die Zukunft daraus zu lernen.

9.3 Führungsstile für Ihr Team

Um Ihnen einen humorvollen Einstieg in das Thema „Führungsstile" zu geben, möchte ich zunächst die Variante „Management by Jeans" vorstellen: Alle wichtigen Positionen werden mit Nieten besetzt …! Okay, Spaß beiseite, jetzt zu den positiven Möglichkeiten der Einflussnahme in Ihrer Position als Führungskraft:

9.3.1 Agiler Führungsstil

Da die Anforderungen an die Mitarbeitenden im Gesundheitswesen ständig im Wandel sind, ist ein agiler, beweglicher und an die aktuelle Situation angepasster Führungsstil hilfreich. Der Ansatz zielt darauf ab, die oft dynamischen und unvorhersehbaren Herausforderungen im Stationsalltag effektiv zu gestalten. Das herausragende Merkmal im agilen Konzept ist der Ansatz, dass dies nicht allein auf der Führungsebene, sondern in einer agilen Zusammenarbeit geschieht. Die Fähigkeit zur Wertschätzung und Achtung der Individualität der Akteure ist hierbei der Erfolgsfaktor.

Verschiedene Aspekte beschreiben den Begriff der agilen Führung:

Teamorientierung
Die Bedeutung der Vorteile der Zusammenarbeit wird betont und alle werden ermutigt, aktiv an Entscheidungsprozessen teilzunehmen. Die Führungskräfte fordern und fördern Ideen, Eigenverantwortung und Engagement.

> **Tipp**
> Ermutigen Sie Ihre Mitarbeitenden, sich auf Fachtagungen oder Kongressen weiterzubilden. Die neuen Erfahrungen, Konzepte, Produkte oder Forschungsergebnisse können sie dann im Rahmen der stationsinternen Fortbildung allen anderen Kollegen vorstellen. Hier kombinieren Sie perfekt Engagement und Entwicklung des Teams.

Anpassungsfähigkeit
Agile Führungskräfte sind in der Lage, schnell auf Veränderungen zu reagieren. Das kann ein sich schnell wandelnder Dienstplan sein oder neben technologischen Entwicklungen auch sich ändernde Patientenbedürfnisse. Hierbei kommt Ihnen eine besondere Vorbildfunktion zu. Da diese wichtige Kompe-

tenz der Widerstands- und Anpassungsfähigkeit sehr komplex ist, zeige ich Ihnen in diesem Abschnitt die vielseitigen Möglichkeiten, Ihr Geschick zu verfeinern, auf Veränderungen zu reagieren, und dies im Alltag einzusetzen.

> **Tipp**
> Ein häufiger Anlass für Diskussionen und Unmut ist in einem Team die Anfrage einer anderen Station nach einer kurzfristigen Ausfallkompensation. Hier kann wieder eine offene Kommunikation helfen, vermeintliche Ungerechtigkeiten („Immer müssen wir aushelfen!", „Wenn wir Hilfe brauchen, kommt niemand!") aus dem Weg zu räumen oder ein tatsächliches Ungleichgewicht anzusprechen. Unterbinden Sie zeitraubende Losverfahren und ermutigen Sie Ihre Kollegen, sich der Herausforderung zu stellen.

Kontinuierliche Verbesserung und Weiterentwicklung
Damit Abläufe und Arbeitsweisen etabliert werden und weitestgehend fehlerfrei funktionieren, sind regelmäßige Evaluationen wichtig. Holen Sie sich Feedback von Ihrem Team.

> **Tipp**
> Richten Sie regelmäßige Reflexionsrunden ein. Dies kann ein kurzes Zusammentreffen aller Beteiligten einer Schicht nach der Übergabe sein. Hilfreiche Fragen sind: „Wie war der Dienst?", „Was lief heute gut und was war nicht gut?", „Was können wir tun, um uns in diesem Punkt zu verbessern?", oder „Was gibt es noch zu tun?"

Offene Kommunikation
In dem Sie eine transparente und offene Kommunikation innerhalb Ihres Teams fordern, vorleben und fördern, vermeiden Sie Missverständnisse. Sie stärken die Zusammenarbeit, indem Sie Informationen zeitnah und klar mitteilen. Gehen Sie zudem aktiv auf Mitarbeitende zu, die häufig „hinter der vorgehaltenen Hand" mit anderen reden.

Effiziente interdisziplinäre Zusammenarbeit
Um eine umfassende Patientenversorgung zu gewährleisten, ist eine effiziente, fachübergreifende Kooperation aller Beteiligten notwendig. Hier liegt die Verantwortung nicht alleine bei Ihnen. Machen Sie den leitenden Persönlich-

keiten der anderen Disziplinen deutlich, dass eine gute Patientenversorgung nur *miteinander* funktionieren kann. Optimieren Sie gemeinsam Abläufe (Besprechungen, Visiten, stationsinterne Fortbildungen) und überdenken Sie die bisherige Routine. Alarmierende Sätze, die Sie zum Handeln bewegen sollten, sind beispielsweise: „Das haben wir hier schon immer so gemacht!", „Das geht hier nicht!", „Dafür haben wir keine Zeit!" Überlegen Sie mit Ihrem Team Konzepte, wie die Kooperation verbessert werden kann, und besprechen Sie dies mit den anderen Fakultäten.

Selbstverantwortung Ihrer Mitarbeitenden
Sie befähigen und ermutigen Ihre Kollegen, Entscheidungen zu treffen und Verantwortung zu übernehmen. Damit stärken Sie das Vertrauen und die Motivation jedes Einzelnen. In der Folge steigen die Zufriedenheit und das Vertrauen in die eigenen Stärken.

> **Tipp**
> Eine gute Methode, die Selbstkompetenz zu stärken, ist das Schichtleitungskonzept. Sobald niemand aus dem Leitungsteam in einer Schicht anwesend ist, benennen Sie für alle sichtbar eine Schichtleitung. Diese Person übernimmt stellvertretend die Aufgaben einer Leitung. Sie trifft Entscheidungen, übernimmt das Ausfallmanagement und ist erste Ansprechperson bei organisatorischen Fragen. Besprechen Sie mit Ihren Mitarbeitenden zuallererst, welche Erwartungen Sie an diese Aufgabe haben. Gerade in der Zeit der Implementierung ist es sinnvoll, sich in einem Feedbackgespräch über das Geschehene auszutauschen. Sie werden feststellen, dass viele Mitarbeitende an diesen Aufgaben wachsen. Dabei erleben Sie auch, dass nicht alle sofort „Hurra!" rufen, wenn sie mit neuen Aufgaben betraut werden. Geben Sie jedem die Chance, sich in der neuen Rolle zurechtzufinden, und besprechen Sie Probleme zeitnah.

Durch die Förderung von Teamarbeit, offener Kommunikation und kontinuierlicher Verbesserung kann agile Führung dazu beitragen, die Effizienz und Effektivität bei der Versorgung der zu Pflegenden zu steigern. Gerade in einer Zeit, in der die Anforderungen an die Pflegekräfte ständig steigen, erhöhen Sie damit die Loyalität und stärken den Zusammenhalt. Sie können flexibler und schneller auf Veränderungen reagieren, was wiederum den Patienten zugutekommt, und das sollte bei uns allen im Vordergrund stehen.

9.3.2 Transformationaler Führungsstil

Eine weitere gute Möglichkeit, die intrinsische Motivation Ihrer Mitarbeitenden zu erhöhen und die Zusammenarbeit in einem Team zu fördern, ist der transformationale Führungsstil. Grundsätzlich lässt sich sagen, dass hierbei die Führungskräfte als Vorbild dienen, die Stärken jedes Einzelnen erkennen und die persönliche Entwicklung individuell fördern. Seit Mitte der 1980er-Jahre wird auf diesem Gebiet viel geforscht (einen Hinweis auf weiterführende Literatur finden Sie am Ende des Kapitels). Da dieses Konzept sehr umfassend ist, habe ich mich darauf beschränkt, Ihnen praktische Ansätze für Ihre tägliche Arbeit aufzuzeigen. Prinzipiell fördert diese Herangehensweise die Eigenverantwortung und Kreativität der Teammitglieder und eine stärkere Bindung untereinander. So können körperlich und emotional belastende Situationen souveräner gemeinsam gelöst werden.

Teilen von Motivation und Vision
Wenn Sie in Ihrer Funktion klar und transparent Ihre Vision von guter Patientenversorgung kommunizieren, regen Sie Ihre Mitarbeitenden dazu an, über ihre täglichen Aufgaben hinauszudenken und aktiv an der Verbesserung der Pflegequalität mitzuwirken. Sie können beispielsweise regelmäßige Besprechungen abhalten, in denen Sie über Ziele und Fortschritte bei der Arbeit sprechen und das Team zur Mitgestaltung anregen. Sie inspirieren zusätzlich, wenn Sie einzelnen Kollegen Aufgaben und Zuständigkeiten anvertrauen.

Beispiel

Wir hatten auf meiner ehemaligen Station zwei Schockräume für die Akutversorgung von schwerbrandverletzten Patienten. Bei einer Versorgung arbeiteten idealerweise die Bereiche Anästhesie (Arzt und Pflege), Chirurgie und das Pflegepersonal unserer Station zusammen. Die gute Zusammenarbeit aller Beteiligten ist in diesem Bereich elementar wichtig für das Wohl der Patienten. Meine damalige Stationsleitung bot mir an, alle pflegerischen Kollegen in das Arbeitsfeld der Anästhesie einzuarbeiten. Beginnend mit dem Narkosegerät (u. a. der sichere Umgang damit, Erkennen von Fehlermeldungen) über das Sichern der Atemwege (Tubusgröße, Umgang mit dem Laryngoskop, Intubieren an einer Demonstrationspuppe) bis zur Assistenz beim Legen der zentralen Zugänge. Ich erarbeitete mit Unterstützung der Anästhesieabteilung ein Schulungsprogramm und organisierte monatliche Fortbildungen. Das Verständnis füreinander wuchs, die Arbeitsqualität verbesserte sich und die Motivation aller Beteiligten steigerte sich.

Einfühlungsvermögen und Unterstützung

Durch gelebte Empathie und gezielte Unterstützung können Führungskräfte das emotionale Wohlbefinden ihrer Pflegekräfte fördern. Wenn zum Dienstbeginn eine Unterbesetzung deutlich wird, können Sie transparent kommunizieren, wie Ihr geänderter Arbeitstag aussieht und bieten im Weiteren Ihre Hilfe und Unterstützung an. Besprechen Sie die neue Situation mit allen Beteiligten und finden Sie Lösungen zur Entlastung. Ähnlich verhält es sich bei der Dienstplangestaltung. Sollten die angegebenen Wunschdienste Ihrer Mitarbeitenden nicht möglich sein, suchen Sie das Gespräch und kommen zusammen zu einem guten Ergebnis.

Individuelle Förderung

Der Kern der transformatorischen Arbeit ist die gezielte Weiterentwicklung der Teammitglieder: quasi von einer Raupe zum Schmetterling. Dabei erkennen Sie die individuellen Stärken und Entwicklungspotenziale Ihrer Mitarbeitenden und besprechen gemeinsam die Möglichkeiten der Förderung.

> **Beispiel**
> Während des üblichen Mitarbeitergespräches am Ende des Jahres wurde mir deutlich gemacht, dass dem Leitungsteam meine offene Bereitschaft und Freude bei der Einarbeitung neuer Kollegen und der Weiterbildungsteilnehmenden aufgefallen sei. Dann kam das Angebot, die Weiterbildung zum Praxisanleiter zu absolvieren, um im Anschluss diese Position im Team zu übernehmen.

Bei diesem Beispiel war es für beide Seiten klar und einfach: Ich war gerne bereit, mich persönlich weiterzuentwickeln und neue Aufgaben im Team zu übernehmen. Es gibt durchaus Kollegen, die solche Angebote ablehnen. Dennoch sollte das Signal deutlich sein: „Das Leitungsteam sieht dein Potenzial und würde dich fördern – wenn du möchtest!" Sie können nur diejenigen Kollegen unterstützen, die es selbst wollen.

Förderung der Zusammenarbeit

In einem Team, das durch den transformationalen Führungsstil geprägt ist, fördern Sie die Zusammenarbeit aktiv. Eine sehr gute Möglichkeit hierzu ist die stationsinterne Fortbildung. Hier sind einige Tipps, die Ihnen helfen, dieses wertvolle Instrument zu implementieren:

Tipps
- Finden Sie jemanden in Ihrem Team, der als verantwortliche Ansprechperson die stationsinterne Fortbildung koordiniert.
- Diese Person spricht gezielt Mitglieder Ihres Teams an, schlägt gegebenenfalls Themen vor und unterstützt bei der zeitlichen Planung.
- Die Struktur ist einfach: In 12 Monaten werden dem Team 12 verschiedene pflegerelevante Themen vorgestellt. Dabei sind feste Termine hilfreich, wie z. B. jeden Mittwoch um 13:00 Uhr, nach der Übergabe für 30 min, immer im selben Raum.
- Es werden gezielt alle Berufsgruppen angesprochen, die in der Abteilung tätig sind, und gebeten, an der Veranstaltung teilzunehmen oder selbst zu referieren.
- Für die Vorbereitung der Fortbildung erhalten die Kollegen die nötige Zeit und Unterstützung.

Durch diese Maßnahme fördern Sie die Kompetenzen Ihrer Mitarbeitenden. Die Referenten lernen, vor größeren Gruppen zu reden und sich zu präsentieren. Die Kollegen steigern Ihre fachliche Kompetenz und im interdisziplinären Team wächst das Verständnis füreinander. Somit kann das gewonnene Wissen im Arbeitsalltag Anwendung finden und alle Beteiligten erleben den großen Nutzen.

Veränderungen anstoßen
Förden Sie die Bereitschaft, Veränderungen aktiv mitzugestalten und Innovationen zu implementieren. Zum Beispiel erfordern neue Lebenssituationen Einzelner eventuell neue Arbeitszeiten. Besprechen Sie die Möglichkeiten im Team.

Eine Kollegin bringt von einem Pflegekongress ein neues Mundpflegeset mit und möchte es ausprobieren. Nehmen Sie sich die Zeit für die Einweisung und suchen Sie zusammen nach Möglichkeiten der Umsetzung. Wenn es im Nachhinein in der Praxis nicht umsetzbar sein sollte, war es den Versuch wert. Seien Sie offen für neue Ideen!

Der transformationale Führungsstil ist für ein Team besonders wertvoll, weil er eine Reihe von positiven Effekten auf die Teamdynamik, intrinsische Motivation und Leistung hat. Dadurch entsteht ein Arbeitsumfeld, das von Verständnis füreinander geprägt ist. Das gegenseitige Vertrauen steigt und das persönliche Engagement jedes Einzelnen entwickelt sich positiv. Ein Team kann dadurch resilienter für die stetig wachsenden Aufgaben in der Pflege werden und der Zusammenhalt wächst. Und – letztendlich das Wichtigste – die Qualität in der Patientenversorgung verbessert sich.

9.3.3 Nutzen Sie Ihre eigene Erfahrung und neue Ideen

Grundsätzlich gibt es nicht den „perfekten" Stil, der alle anderen überragt, um eine Gruppe von Menschen zu einem effektiven Team zu formen und dies zu erhalten. Führungskräfte sollten sich der jeweiligen Situation anpassen und sich ihrer Position und Verantwortung bewusst sein. Sie lernen in ihrer Position täglich dazu und sammeln Erfahrungen.

Hierbei können die beschriebenen Werte und die Vorstellung der beiden Führungsstile im Alltag hilfreiche Werkzeuge für Sie sein. Es liegt selbstverständlich an Ihnen, wie Sie Ihr vorhandenes Potenzial mit neuem Wissen verknüpfen und für sich nutzen. Die Bedürfnisse Einzelner im Team sind individuell wie die Menschen selbst. Jede aktuelle Lebensphase beeinflusst maßgeblich, welche Prioritäten wir setzen. Daher ist es umso wichtiger, dass es Ihnen gelingt, situativ zu reagieren und gegebenenfalls Ihre Entscheidungen und Vorgehensweise anzupassen. Ich habe Ihnen zusammenfassend die wichtigsten Faktoren aufgeführt:

- Tauschen Sie sich regelmäßig mit Ihrem Führungsteam und Ihren Mitarbeitenden aus.
- Fordern und fördern Sie Selbstreflexion. Die Fähigkeit, Emotionen in Worte zu fassen und eine Rückmeldung auf ein Verhalten zu geben, fördert Verständnis füreinander. Wenn Sie Mitgefühl äußern, zeugt dies von Menschlichkeit, dadurch wächst der Zusammenhalt.
- Die Arbeitswelt ist dynamisch und verlangt viel Flexibilität. In Ihrer Position sind Sie häufig Inspiration und Vorbild für Ihr Team.
- Um feinfühlig auf die Umstände und Ihre Kollegen zu reagieren, achten Sie auf Ihren persönlichen Akku!
- Machen Sie sich Ihre Werte bewusst, kommunizieren Sie diese klar und stehen Sie dazu.
- Geben Sie Fehler zu! Niemand ist perfekt. Gehen Sie offen und ehrlich damit um, wenn Ihnen ein Fauxpas unterlaufen ist.
- Seien Sie bereit für konstruktives Feedback und lernen Sie, wirklich zuzuhören. Fragen Sie bei Missverständnissen nach und erklären Sie, was Sie verstanden haben.

- Fördern und leben Sie die Mentalität des lebenslangen Lernens.
- Seien Sie offen für Neues! So fördern Sie die anhaltende Stärkung Ihres Teams und haben dabei alle Generationen und Kulturen im Blick.

Teamentwicklung ist ein kontinuierlicher Prozess, der Engagement und Anstrengung erfordert. Mit den richtigen Methoden und einem klaren Verständnis der Rolle der Führungskraft kann es gelingen, ein effektives und produktives Team aufzubauen.

9.4 Folgen von mangelnder Führungskompetenz

Zum Abschluss dieses Kapitels möchte ich Ihnen die Konsequenzen aufzeigen, wenn sich eine Führungskraft ihrer Position und Verantwortung nicht bewusst ist. Die Folgen einer fehlgeschlagenen Leitungstätigkeit sind weitreichend und können gravierend sein. Dies betrifft das Team, das Wohl der Patienten und das gesamte Unternehmen.

Sie haben in diesem Buch häufig die Gelegenheit, sich mit dem Thema Selbstreflexion zu beschäftigen. Mit welcher Haltung und Einstellung kommen Sie zur Arbeit? Wie denken und reden Sie (ebenso privat) über Ihr Team? Wie schaffen Sie es, Diskussionen zu führen und tägliche Herausforderungen zu bewältigen? Sind Sie vielleicht manchmal der „faule Apfel im Korb"? Das Stimmungsbild innerhalb eines Teams spiegelt häufig das Verhalten des Leitungsteams wider. Sinnbildliche Sätze wie „Der Fisch stinkt vom Kopf her." und „Eine Treppe putzt man von oben nach unten." verdeutlichen, dass bei anhaltender Unzufriedenheit der Teammitglieder für die Führungspositionen Handlungsbedarf besteht.

Denken Sie bitte über folgenden Satz nach:

> Unzufriedene Mitarbeitende kündigen häufig nicht dem Unternehmen, sondern ihrem Vorgesetzten.

Diese Aussage ist etwas provokant und stimmt nicht immer zu 100 %, dennoch lohnt sich der zweite Blick darauf. Ich möchte Ihnen mit zwei Beispielen aus meinem Berufsleben zeigen, welche Beweggründe ich hatte, die Abteilung zu wechseln.

> **Beispiel**
>
> Ich arbeitete zwei Jahre auf einer Intensivstation für Knochenmarktransplantation. Dort lernte ich Patienten in einem Alter von sechs Monaten bis 60 Jahren kennen. Sie alle einte die Diagnose einer Leukämie. Das erste Jahr war für mich sehr spannend. Ich lernte jeden Tag etwas Neues, durfte nach Dresden fliegen, um für einen Patienten in Hamburg eine Knochenmarkspende abzuholen und im Team fühlte ich mich sehr wohl. Nachdem im zweiten Jahr in kurzer Zeit einige Patienten starben, die mir sehr am Herzen lagen, bemerkte ich bei mir eine permanente traurige Unzufriedenheit. Der Beruf des Krankenpflegers war genau das Richtige für mich, jedoch belastete mich das traurige Schicksal einiger onkologischer Patienten emotional sehr. Nach insgesamt zwei Jahren verließ ich daher die Abteilung.
>
> Auf der nachfolgenden Station war für mich das Patientenklientel nicht die große Herausforderung, sondern eine mit sich sehr unzufriedene männliche Stationsleitung. Die ersten vier Jahre war jeder Dienstplan eine Demonstration seiner Macht und persönliche Lieblinge wurden bevorzugt. Ich gehörte nicht dazu und es gab stetig Streit und Diskussionen. Zudem favorisierte ich einen anderen Fußballverein als er, seine Ehe wurde geschieden und die Band, in der er spielte, löste sich auf. Diese Themen waren ständig präsent, während seine eigenen Fehler negiert und kaschiert wurden. Unser großes Glück war, dass diese Stationsleitung selbst die Anstellung in dem Klinikum kündigte. Das gesamte Team atmete auf und ich war noch 12 weitere Jahre dort. Wenn er geblieben wäre, hätte ich mir eine andere Abteilung gesucht.

In den Seminaren der HumorPille® für Mitarbeitende mit Leitungsfunktion erarbeiten wir die Möglichkeiten und Grenzen dessen, sich auf die Bedürfnisse der Kollegen einzulassen. Grundsätzlich beginnen wir das Thema mit einer Metapher: „Bitte stellen Sie sich vor, Sie stehen mit Ihrem Team am Fuße der Zugspitze und Sie möchten mit allen zu Fuß in zwei Tagen den Gipfel erreichen. Die Frage in die Runde lautet: Was benötigen Sie und Ihr Team, um dieses Ziel zu erreichen?" Nach den ersten lustigen Antworten wie „200 € für den Lift!", „Ein Sauerstoffzelt!" und „Circa 20 Sherpas!" werden die Nennungen konkret, wie z. B. Zusammenhalt, gutes Material, Motivation, einen Bergführer usw. und es wird deutlich, dass wir nur am Ziel ankommen, wenn wir mit Rücksicht auf die Bedürfnisse Einzelner aufeinander aufpassen. Im Weiteren diskutieren wir im Seminar die Analogie zum Arbeitsalltag. Inwieweit ist es möglich, die Belange aller zu integrieren? Es folgt meist ein reger Austausch über Erfahrungen, Alternativen und Herausforderungen.

Warum erzähle ich das?

9 Erfolgreiche Führungsarbeit in einem Team

> **Beispiel**
>
> In einem Führungsseminar saßen ca. 20 Stationsleitungen und deren übergeordnete Pflegedienstleitung. Als ich die Frage stellte, was nun vonnöten sei, um das Team ans Ziel zu bringen, platzte es aus der Pflegedienstleitung heraus: „EINE PEITSCHE!" Er bemerkte schnell die erschrockenen Reaktionen und versuchte es mit einem aufgesetzten Lachen zu überspielen, dennoch änderte sich von da an die Stimmung im Seminar. Am Ende des Tages unterhielten wir beide uns noch ca. eine Stunde über den Tag und im Besonderen über seine Aussage. Sein ehrliches Resümee war, dass er eine große Unzufriedenheit bei sich über die von ihm wahrgenommene Trägheit im Unternehmen und über die Stationsleitungen erlebe. Ein halbes Jahr später hat er die Konsequenz für sich gezogen und das Unternehmen verlassen.

Aber was hätte passieren können, wenn er geblieben wäre? Mitarbeitende in jeder Position, die mangelnde Unterstützung und unklare Kommunikation erfahren, erleben eine große Unzufriedenheit und verminderte Fähigkeiten, den Belastungen im Alltag standzuhalten. Das führt im Endeffekt zu einer hohen Fluktuation. Die Negativspirale dreht sich schnell weiter. Ineffektive Führungskräfte können Konflikte nicht angemessen lösen, Spannungen und Misstrauen im Team führen zwangsläufig zu einer verminderten Pflegequalität. Anhaltende Unzufriedenheit im Team wird von den Patienten schnell wahrgenommen und widergespiegelt. Die interdisziplinäre Zusammenarbeit leidet und jeder versucht nur noch „seine" Arbeit zu verrichten. Auszubildende, die in solche Teams kommen, werden sich am Ende der Lehrzeit dort nicht bewerben und neue Kollegen ergreifen nach kurzer Zeit die Flucht. In der heutigen Arbeitswelt warten die Menschen nicht mehr wie in früheren Zeiten jahrelang, dass sich etwas ändert. Sie handeln schnell und suchen sich ein Team, in dem sie sich wohlfühlen.

> **Beispiel**
>
> Mein Sohn bewarb sich nach seinem Examen zum Pflegefachmann in einer Klinik, welche mit dem Auto nur 10 min vom Wohnort entfernt war. Im Vorstellungsgespräch und am Tag der Hospitation wurde ihm eine „heile Welt" präsentiert. Er würde niemals allein Nachtdienste mit Verantwortung für 35 – zum Teil frisch operierte – Patienten machen müssen. Zudem hätten sie ein konsequentes Einarbeitungskonzept, ein sehr homogenes Leitungsteam; und eine Fortbildung zu besuchen, sei kein Problem. Mit großer Vorfreude begann er seine Arbeit und wurde vom ersten Tag an desillusioniert. Alle Versprechungen haben sich nicht bewahrheitet. Er versuchte zunächst mit erhöhtem Eifer, dem entgegenzuwirken. Nach sieben Monaten entschied er sich für ein neues Team in einer anderen Klinik trotz des längeren Arbeitsweges und fühlt sich bis heute dort wohl.

Insgesamt hat das Wirken einer inadäquaten Führungskraft weitreichende negative Auswirkungen für alle Beteiligten.

Es ist daher entscheidend, dass Sie sich der Tragweite Ihres Handelns bewusst sind und sich die notwendigen Fähigkeiten für die Gestaltung Ihres Arbeitsalltages aneignen und diese kontinuierlich verbessern. Definieren Sie die für Sie wichtigen Werte und schaffen Sie ein positives und effektives Arbeitsumfeld.

Ich möchte Ihnen zum Abschluss dieses Kapitels einen Mann vorstellen, der die erwähnten Merkmale effizienter und transparenter Führungsarbeit in seinen Alltag integriert hat. Joachim Prölß ist Direktor für Patienten- und Pflegemanagement im Universitätsklinikum Hamburg-Eppendorf (UKE) und zudem im Vorstand des über 15.000 Mitarbeitende umfassenden Klinikums. Ich konnte ihn für ein Interview gewinnen und herausfinden, wie es gelingen kann, in dieser Position wirksam die Teamgestaltung mit zu beeinflussen.

`https://sn.pub/dqkyfi`

Weiterführende Literatur zum Thema Transformationaler Führungsstil
Phil Heyna und Karl-Heinz Fittkau. Transformationale Führung kompakt: Genese, Theorie, Empirie, Kritik. Springer Gabler Verlag, ISBN: 978-3658334208

Note

1. www.destatis.de/DE/Presse/Pressemitteilungen/2024/01/PD24_033_23_12.html.

10

Fazit: Es kann gelingen!

Sie haben in diesem Buch viele Hinweise erhalten, wie gute Zusammenarbeit gelingen kann. Auch wenn das Ziel und der Auftrag klar sind, bleibt es eine tägliche Herausforderung, diese Erkenntnisse bei der Arbeit in die Tat umzusetzen. In einer Gruppe treffen immer verschiedene Individuen aufeinander, die mit ihren unterschiedlichen Bedürfnissen, Herangehensweisen und Charaktereigenschaften die Dynamik beeinflussen. Das Gelingen einer guten Allianz ist daher nicht nur von einzelnen Faktoren abhängig, sondern von einem Zusammenspiel aller Beteiligten. Zwei Eigenschaften sind hier besonders zu nennen, die ein funktionierendes Team braucht: Empathie und Mut in idealer Mischung.

Ich möchte Ihnen verdeutlichen, wie sich die unterschiedliche Ausprägung dieser Eigenschaften auf das Verhalten auswirkt:

„People Pleaser" sind Menschen, die es anderen immer recht machen und ihnen gefallen wollen. Sie haben feine Antennen für Stimmungen, sind sehr empathisch und harmoniebedürftig. Anerkennung und Zustimmung anderer sind ihnen sehr wichtig und das Wohl der Gruppe stellen sie über ihre eigenen Bedürfnisse. Typische Sätze sind z. B.: „Ich hatte da zwar noch eine andere Idee, aber lass mal, alles gut." Diese Menschen sind weniger mutig. Meinungsverschiedenheiten gehen sie lieber aus dem Weg und kritisches Feedback nehmen sie eher persönlich. So wird eine konstruktive Konfliktlösung schwierig und die Zusammenarbeit kann durchaus herausfordernd sein.

Der genau entgegengesetzte Typ Mensch sind Teammitglieder, die häufig mutig vorangehen, neue Ideen einbringen und mit viel Überzeugungskraft ihre Meinung vertreten. Ihre Kompetenz und Effizienz sind primär positiv, jedoch fehlt es ihnen manchmal am nötigen Feingefühl. Mangels Empathie übergehen sie andere, sind mit ihrer direkten Art verletzend und selten kompromissbereit. Die Problematik: großes Selbstbewusstsein einhergehend mit wenig Verständnis für Andersdenkende. Dieses Verhalten führt zu Spannungen und Unruhe im Team.

Kollegen, die weder besonders empathisch noch sonderlich mutig sind, werden eher als teilnahmslos wahrgenommen. Die fehlende Motivation und mangelndes Interesse für das Team drücken die Stimmung. Diese gelebte Passivität kann schleichende Prozesse wie z. B. Unzuverlässigkeit, Unpünktlichkeit und respektlose Wortwahl begünstigen. Wenn Konflikte im Team angesprochen werden, halten sich diese Menschen öffentlich eher zurück. Mit vermeintlichen Verbündeten wird sich jedoch im Nachhinein eifrig ausgetauscht.

Die idealen Teamplayer sind diejenigen, die es gelernt haben, Mut und Empathie miteinander zu verbinden. Sie schaffen es, Probleme zeitnah, sachlich und direkt anzusprechen. Ihr Feedback ist konstruktiv und sie gleichen potenzielle Spannungen mit einer Balance aus Verständnis, Klarheit und Empathie wieder aus.

Das Gefühl der Kollegialität wächst, wenn alle Beteiligten sich der Bedeutung des „Wir" bewusst sind. In einer positiven, vertrauensvollen Arbeitsatmosphäre haben alle ein besseres Verständnis füreinander.

In diesem Buch haben Sie erfahren, dass der Weg zu einem starken Team möglich und immer ein Prozess in stetiger Bewegung ist. Bringen Sie sich ein, gestalten Sie mit und haben Sie Freude an Ihrer persönlichen Weiterentwicklung, denn davon profitieren alle Beteiligten und Sie am allermeisten!

Zum Abschluss habe ich ein positives Beispiel für Sie, wie erfolgreiches Arbeiten im Team gelingen kann: Im Rahmen einer Weiterbildung lernte ich Melanie Guillén kennen. Sie schilderte während des Tagesseminars, wie sehr sie sich auf ihrer Station wohlfühlt und warum sie dort gerne arbeitet. Im Anschluss vereinbarten wir mit Melanie und ihrer Stationsleitung, Tanja Breuer-Etzrodt, einen Termin. Beide berichteten mir, wie ein starkes Team im Gesundheitswesen bestehen kann. Im Einvernehmen mit den beiden habe ich Ihnen das Interview angefügt. Ich wünsche Ihnen viel Freude beim Lesen des Buches, von Herzen alles Gute, dazu viel Erfolg für Sie und Ihr Team und immer eine Portion Humor im Gepäck! Matthias Prehm

Matthias Prehm
Melanie, warum fühlst du dich in diesem Team so wohl?

Melanie Guillén

In erster Linie fühle ich mich in diesem Team so wohl, weil ich Harmonie verspüre. Unser Team ist geprägt durch sehr unterschiedliche Charaktere, Altersstufen und kulturelle Einflüsse. Der männliche Anteil in unserem Team ist mit 30 % verhältnismäßig hoch, was zu einer ganz anderen Ausgeglichenheit führt. Die männlichen Kollegen zeigen sich häufig rationaler und weniger emotional, sodass einige Probleme bereits gelöst sind, noch bevor sie entstehen können. Das typische „Zickentheater" findet demnach so gut wie gar nicht statt. Von den verschiedenen Altersgruppen in unserem Team profitieren wir permanent untereinander. Die Jüngeren lernen von den Älteren und genauso umgekehrt. Jeder darf bei uns so sein, wie er ist, und man unterstützt sich dementsprechend. Das Wissen und die Erfahrung werden untereinander geteilt und jeder kann von jedem lernen. Ältere Teammitglieder bringen viel mehr Lebenserfahrung, Tipps und Tricks mit und im Gegenzug übernimmt die jüngere Kollegin mal die schwereren körperlichen Tätigkeiten und ist gewandter im administrativen Umgang (z. B. Arbeit am PC). Dadurch findet jeder Kollege in unserem Team seine Rolle und kann sich darauf voll konzentrieren und sich darin entfalten. Wir haben immer einen ständigen Ansprechpartner in Form unserer Leitung. Sie hat immer ein offenes Ohr für uns und unterstützt uns in jeder Lebenslage.

Matthias Prehm

Tanja, wie gelingt es dir, diese unterschiedlichen Charaktere zu einem Team zu formen?

Tanja Breuer-Etzrodt

Für mich ist die Empathie das Allerwichtigste bei meiner täglichen Arbeit. Ich kann nicht jedem Mitarbeiter jeden Wunsch erfüllen. Aber ich kann Verständnis für die Situation aufbringen und erklären, warum manches einfach nicht geht. Den Satz „Ist einfach so!" hört man bei mir wirklich ausgesprochen selten. Es gibt dennoch feste Regeln, an die sich jeder zu halten hat, und da lasse ich auch keinen Spielraum.

Bei mir weiß immer jeder direkt, woran er ist. Ich führe mit Empathie und Authentizität. Wichtig für mich ist meine eigene tägliche Reflexion und damit auch, zu falsch getroffenen Entscheidungen oder Fehlern zu stehen. Führen durch Vorbild, keiner ist perfekt. Ich erst recht nicht! Aber ich steh dazu!

Das ist auch ein Faktor, warum sich die Mitarbeiter in unserem Team wohlfühlen. Bei uns darf jeder so sein, wie er ist, so individuell wie die eigene Handschrift. Ich behandle alle Kollegen gleich, fördere sie nach ihren Stärken und Schwächen. Am Ende des Tages muss die Arbeit mit klaren Regeln und unter Einhaltung jeglicher Vorschriften erledigt sein. Ein „Lästern untereinander" kann ich nicht verhindern, dass ist das Leben. Allerdings ist es wichtig, mit offenen

Augen und Ohren dem Team nahe zu sein, Probleme früh zu erkennen und sie zu beheben.

Ich kenne alle meine Kollegen mit all ihren Vor- und Nachteilen und kann dementsprechend für eine ausgeglichene Schichtplanung sorgen. So kann man Problemen aus dem Weg gehen, bevor sie entstehen. Die letzten 10 Jahre haben gezeigt, dass ich damit gut fahre.

Matthias Prehm

Tanja, was macht ihr, dass sich die Auszubildenden auf den Einsatz bei euch freuen?

Tanja Breuer-Etzrodt

Unsere Azubis werden bei uns vom ersten Tag an im Team aufgenommen. Sie werden von mir begrüßt, erhalten ihre Dienstpläne und werden kurz gesagt herzlich willkommen geheißen. In einem kurzen Kennlerngespräch gebe ich als Erstes den Azubis mit auf den Weg, dass ich auf Augenhöhe arbeite und dass keiner Scheu haben muss, mich auf etwas anzusprechen. Egal ob es Probleme, Dienstplanwünsche oder einfach nur ein Gespräch betrifft. Ich versuche ihnen zu vermitteln, dass ich für jeden ein offenes Ohr habe und ich nicht konfliktscheu bin, sondern lösungsorientiert. Ich vermittle schon im Erstkontakt, dass jeder, der hier arbeitet, zum Team gehört und ich keine Unterschiede mache, Teammitglied ist Teammitglied. Ich wünsche mir aber gleichzeitig von den Azubis, sich zu integrieren und offen und kommunikativ zu sein, damit sie auch so aufgenommen werden können. Unsere Azubis, besonders, wenn sie zum ersten Mal zu uns auf Station kommen, werden einem examinierten Kollegen (meist Praxisanleiter) zugeteilt.

Matthias Prehm

Melanie, welchen Einfluss hast du als Praxisanleiterin bei diesem Prozess?

Melanie Guillén

Unsere Auszubildenden werden vom ersten Tag an als vollwertiges Teammitglied aufgenommen, wir machen keine Unterschiede zwischen den Qualifikationen. Als Praxisanleiterin sehe ich meine Verantwortung darin, den Nachwuchs auf das „wahre Leben" vorzubereiten. Es gibt eine klare Verteilung der Aufgaben, die erledigt werden müssen. Wir kommunizieren alle transparent und beschönigen keine Situation und versuchen, die Motivation hoch zu halten. Es gibt leider genügend Tage in unserem Arbeitsalltag, wo wir keine 1:1Betreuung leisten können. Wir erklären aber immer, warum es heute nicht möglich ist. Trotzdem wissen sie, dass sie mit jeder Frage, mit Problemen und Sorgen zu mir kommen können. Wichtig ist mir persönlich, dass die Auszubildenden verstehen, warum manche Prozesse jetzt so laufen müssen.

Matthias Prehm

Wie hast du es selbst erlebt, als du in der Ausbildung warst und was berücksichtigst du jetzt bei deiner Arbeit als Praxisanleiterin?

Melanie Guillén

Ich habe es früher als frustrierend empfunden, irgendwelche Aufgaben zu übernehmen, die mir schon bekannt waren und ich keine Möglichkeit sah, mich weiterzuentwickeln und Neues zu lernen. Es gibt immer diese Aufgaben, die jede Hilfskraft übernehmen kann und die von Examinierten als lästig empfunden werden; es ist einfach, diese an die Azubis zu delegieren. Zugegeben, diese Tage gibt es bei uns, aber ich erkläre den Azubis, warum es heute und vielleicht auch morgen so ist. Dadurch fühlen sie sich wertgeschätzt und tragen diese Entscheidung deutlich gefasster und motivierter mit. Sie verstehen, dass sie mich auf diese Art und Weise sehr unterstützen und ich sie damit als Allerletztes degradieren will. Hätte man mir das früher erklärt, hätte ich mich in meiner Ausbildung deutlich wertgeschätzter und integrierter gefühlt. Ich würde sogar fast sagen, dass die Azubis auf unserer Station ganz andere Dinge lernen, nämlich soziale Kompetenz. Das kommt auf anderen Stationen viel zu kurz! Sie lernen bei uns ein Miteinander und dass harte Arbeit auch Spaß machen kann. Zudem haben wir noch das große Glück, freigestellte Hauptpraxisanleitende zu haben. Im Dienstplan sind mehrere feste Praxisanleitungstage geplant, wo die Azubis vom „Regeldienst" freigestellt sind und sich einen kompletten Dienst auf ihre ganz persönliche und permanente Anleitung konzentrieren können. So wird auch gewährleistet, dass sie auf ihre erforderlichen Anleitungszeiten kommen.

Matthias Prehm

Dann müssten sich ja nach dem Examen viele Auszubildende bei euch bewerben?

Tanja Breuer-Etzrodt

Es gibt leider nicht viele, die nach dem Examen bei uns anfangen möchten. Das hat aber weder etwas mit dem Team noch mit der Führungsqualität zu tun. Es liegt schlichtweg an dem Fachbereich. Die Innere ist leider nach wie vor einfach unattraktiv. Immer wieder wird erwähnt, dass wir keine „schneidende Abteilung" sind ...

Es ist schade, dennoch konnten einige davon überzeugt werden, dass ein gutes Betriebsklima einen hohen Arbeitsaufwand ausgleichen kann und sie bereuen es bis heute nicht, bei uns angefangen zu haben. Sie machen gern Werbung für uns.

Wichtig ist es, den Kollegen zu vermitteln, dass sie keine Angst haben müssen. Jeder bekommt eine Einarbeitungszeit, egal ob er oder sie die Station kennt oder nicht. Nach dem Examen fängt jeder als Examinierter bei „null" an und lernt dann erst richtig, sich zu entfalten und vor allem seine eigene Handschrift zu finden. Die Zeit wird jedem gegeben und auch in stressigen Situationen werden unsere jungen Kollegen aufgefangen und es wird ihnen Mut zugesprochen. Jeder der Kollegen darf sich das Recht nehmen, sich mal kurz zurückzuziehen, sich zu sammeln und einfach neu zu starten. Genau das macht das Team so besonders. Das sind unsere Werte.

Matthias Prehm

Ist euer Konzept auf andere Stationen übertragbar?

Tanja Breuer-Etzrodt

Es lässt sich nicht eins zu eins auf jedes Team übertragen, man muss lediglich akzeptieren bzw. verinnerlichen, dass jeder Mensch einzigartig ist. Ich bin der festen Überzeugung, dass man – wenn man das verstanden hat – mit Empathie und Verständnis jeden Kollegen einfangen kann und ihm damit Sicherheit vermittelt. Nicht jedes Team kann so ein „Wir-Gefühl" entwickeln, dennoch kann man als Leitung dazu beitragen, dass wenigstens jeder Kollege gern zur Arbeit kommt, sich wohlfühlt und Respekt und Wertschätzung erfährt. Gleichzeitig muss man akzeptieren, dass es Mitarbeitende gibt, die einfach niemals miteinander harmonieren werden. Das muss man als Leitung erkennen und dann passende Maßnahmen, Strategien und Lösungen finden. Häufig reicht schon ein Wechsel in die andere Wochenendschicht aus oder ggf. kann auch ein Stationswechsel in Betracht gezogen werden.

Die Leitung muss stabil hinter ihrem Team und damit auch hinter jedem einzelnen Kollegen stehen. Sie müssen sich gehört, aber vor allem ernst genommen fühlen. Das ist die Verantwortung einer Leitung. Ich bin nicht ihre Mutter und dennoch dafür verantwortlich, dass sie bei ihrer täglichen Arbeit Wertschätzung, Anerkennung und vor allem Ehrlichkeit erfahren, besonders dann, wenn Fehler passieren! Diese müssen analysiert und aufgearbeitet werden. Mein Ziel ist es,

dass sich der Mitarbeitende nach einer Fehleranalyse die Krone richtet und weitermacht.
Dazu bedarf es gar nicht viel: einen Löffel Präsenz, eine Prise Einfühlungsvermögen und den passenden Ausgleich für sich selbst zu finden.

Melanie Guillén
Im Prinzip schließe ich mich Tanja an, wenn jeder sich einmal in seine Zeit als Azubi zurückversetzt und für sich überlegt, welche positiven und negativen Erfahrungen er gemacht hat und was er sich anderes gewünscht hätte. Dies kann man bei der Arbeit mit den Azubis berücksichtigen und umsetzen. Das würde eine deutlich höhere Zufriedenheit bei unserem Nachwuchs auslösen. Es gibt immer diese 5 min, in denen man sich mit ihnen zurückziehen und sie fragen kann, was sie sich noch wünschen, was sie sehen und lernen möchten. Vieles davon ist umsetzbar, man muss es nur wollen.

Matthias Prehm
Vielen Dank für eure Zeit und die spannenden Ansichten!

Tanja Breuer-Etzrodt
arbeitet seit 1997 für die GFO Kliniken Bonn. 2014 wechselte sie die Betriebsstätte vom St. Marienhospital in das St. Josef Hospital und übernahm dort zunächst die Leitung einer internistischen Station mit 35 Betten. Seit Januar 2018 hat sie die Position der Abteilungsleitung für die gesamte Internistische und Viszeralchirurgische Abteilung inne.

Melanie Guillén
arbeitet seit 2011 für die GFO Kliniken Bonn und hat 2014 ihr Examen zur Gesundheits- und Krankenpflegerin abgeschlossen. Die Funktion der Praxisanleiterin übernahm sie 2016 und ist nun auf einer internistischen Station mit dem Schwerpunkt Gastroenterologie tätig.

MIX
Papier aus verantwortungsvollen Quellen
Paper from responsible sources
FSC® C105338

If you have any concerns about our products,
you can contact us on
ProductSafety@springernature.com

In case Publisher is established outside the EU,
the EU authorized representative is:
**Springer Nature Customer Service Center GmbH
Europaplatz 3, 69115 Heidelberg, Germany**

Printed by Libri Plureos GmbH
in Hamburg, Germany